移空技术案例报告集

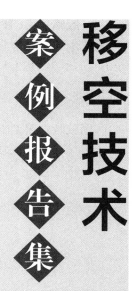

主　编　刘天君

副主编　陈益

编　委　周文

王烜

李涵凝

赖丽慧

曲明

殷洪波

全国百佳图书出版单位

中国中医药出版社

· 北京 ·

U0364176

图书在版编目（CIP）数据

移空技术案例报告集 / 刘天君主编 . —北京：中国中医药出版社，2023.5
ISBN 978-7-5132-8037-2

Ⅰ.①移… Ⅱ. ①刘… Ⅲ.①精神疗法—案例 Ⅳ.① R749.055

中国国家版本馆 CIP 数据核字（2023）第 033958 号

中国中医药出版社出版

北京经济技术开发区科创十三街 31 号院二区 8 号楼
邮政编码　100176
传真　010-64405721
河北品睿印刷有限公司印刷
各地新华书店经销

开本 710×1000　1/16　印张 18　字数 258 千字
2023 年 5 月第 1 版　2023 年 5 月第 1 次印刷
书号　ISBN 978 – 7 – 5132 – 8037 – 2

定价　78.00 元
网址　www.cptcm.com

服 务 热 线　010-64405510
购 书 热 线　010-89535836
维 权 打 假　010-64405753

微信服务号　zgzyycbs
微商城网址　https://kdt.im/LIdUGr
官 方 微 博　http://e.weibo.com/cptcm
天猫旗舰店网址　https://zgzyycbs.tmall.com

如有印装质量问题请与本社出版部联系（010-64405510）
版权专有　侵权必究

前　言

　　撰写心理咨询个案的案例报告，对任何流派的咨询师都是一项需要认真面对和尽力完成的专业工作任务。案例报告要求真实、规范地呈现个案的咨询状况，其撰写过程必然包含着咨询师对咨询过程的梳理和反思，故也是咨询师自我提升专业胜任力的有效手段。此外，一份内容翔实、形式规整的案例报告还是寻求督导的必备资料。

　　移空技术作为一项根源于中华传统文化的心身治疗技术，其操作步骤和干预目标都有其自身的特点，也特别强调撰写和提交案例报告对掌握和发展这项技术的重要性。移空技术有 10 个规范化的操作步骤，其案例报告的几种形式均与操作步骤的展开有密切关系，有不同程度的结构化特征。咨询师将案例报告从线上提交"移空技术真实世界研究案例库"，以进行多角度的科研分析，案例报告就成为第一手的科研资料。所以，每一份提交的案例报告都在为移空技术的发展增砖添瓦，都不可或缺。

　　为帮助初学者熟悉和掌握移空技术案例报告的撰写，在移空技术的普及读本《移空技术操作手册——一项基于传统文化的心身治疗技术》中，列出了 4 种案例报告形式，即简述式、叙述式、叙述＋关键对话式和逐字稿式。简述式的特点是"简要"，要求在 200 字内介绍个案的移空步骤基本信息和疗效；叙述式的特点是"概览"，要求较为详尽地叙述咨询的完整过程；叙述＋关键对话式的特点是突出"亮点"，即在叙述式的基础上加上关键部分的咨访对话文本；逐字稿式的特点是"全貌"，是咨询全过程的完整录音文本，巨细无遗地展现了咨询对话的所有内容。除了这 4 种单次咨询的案例报告形式，本书的第三章还介绍了连续性案例报告，其特点是突出移空技术的"疗程"。作为一项短平快的临床咨询与治疗技术，移空技术处理单一的靶症状一般需要 2～4 次干预，如果针对同一个案的多个靶症状，就需要更多的干预次数，这类案例报告是连续性的。

本书的行文格式：前四章案例报告的标题构成为"靶症状·象征物（咨询师）"，个别案例咨询师有两位，后一位为执笔者。第五章由于先将众多案例按靶症状进行了分类，故对分类后案例报告标题的靶症状表述做了更细化的调整，具体可参见第五章的说明。所有案例报告中咨询师与来访者对话的部分，"咨"代表咨询师，"访"代表来访者。我们对叙述＋关键对话式案例报告中的一些关键对话进行了一定的编辑加工，对其中明显的错语口误给予纠正，简化了语气助词，梳理和删除了若干妨碍理解语言逻辑的冗余文字和句式，以便于流畅阅读。此外，移空技术的 10 个规范的操作步骤在实际运用的过程中需要灵活把握，这部分内容在案例的"个性化事件"及反思中予以了阐释。

本书由刘天君教授策划和总体把关，从 2019 年 10 月在北戴河创意酝酿到出版经过了三年，编写中由陈益负责统筹，王烜负责案例报告的征集并与曲明一起负责案例报告的初步遴选，陈益、周文、曲明、李涵凝、殷洪波负责案例报告的编辑，王烜、赖丽慧负责逐字稿的访谈，简述式案例专题由赖丽慧负责整理、李涵凝审阅。最后由陈益、周文统稿。

最后，还要特别感谢中国中医药出版社的张伏震编辑及特约编辑梁亚奇对本书出版所做的热诚、专业和细致的工作。本书的案例出自几十位文风各异的咨询师，两位编辑逐字逐句多次审校，切切实实地提升了书稿的行文水平，保证了本书面世的质量。再次重谢！

刘天君

2023 年 1 月 6 日

致　谢

有幸协助刘老师编写《移空技术案例报告集》，感谢刘老师在工作中指点我们如何做事，比如不要等到有100%的把握才做，有70%～80%把握就可以做，在做中调整，不求尽善尽美，每一种选择都有利有弊，决定了就不纠结，要把握整体，等等，使我们在做事中成长。

感谢周文老师，有她一起，心里非常踏实，遇到问题总是先找她商量。她承担了非常多的工作，从案例的把关、把叙述＋关键对话式改写为叙述式，编辑多次连续案例到案例的编排、简述式案例的写法、统稿等都倾注了大量心血；感谢王烜老师，她身为移空技术研究院培训部部长，对移空咨询师很熟悉，顺利完成案例报告的征集工作；感谢李涵凝老师，她非常认真地完成了督导案例报告的编辑、连续案例报告的第一轮编辑、简述式案例报告的审阅，而督导案例因案例集定位调整而无法呈现给读者，有些遗憾；感谢曲明老师和殷洪波老师，在编委会需要增援时，她们在本职工作繁忙的情况下欣然加入且工作得力；感谢赖丽慧老师精心从案例库遴选出40篇简述式案例报告，丰富了本书的内容，并做了许多编务工作；感谢王烜老师、赖丽慧老师对刘天君老师的逐字稿式案例进行答疑访谈，使我们得以更深入地体会其中之妙。

感谢出版社编辑张伏震老师、梁亚奇老师对本书的定位、体例、简述式案例报告的呈现方式及对每一篇案例的文字、标点、计量单位等非常细致入微地修改，一遍遍打磨。

感谢所有为《移空技术案例报告集》提供案例的咨询师，按姓氏笔画列名单如下，以致谢忱：

于　阳　　卫仲宇　　王　烜　　王智慧　　王颖香　　卢　静
付　革　　宁秀丽　　冯振秋　　曲　明　　吕　玲　　任凡利
刘天君　　孙　义　　孙　英　　苏　彦　　李涵凝　　杨　艳
来　萍　　吴　颖　　吴坤武　　何晓玲　　宋　晶　　张　平
张海英　　张铭欣　　张静娇　　陈　益　　陈　敏　　尚　旻
周　文　　周　霞　　孟繁淼　　经　纬　　赵　昆　　信　婷
姜恒坤　　殷洪波　　殷晓寒　　黄学佳　　龚琳轩　　梁　阳
梁　翀　　梁亚奇　　彭　歆

　　在此也特别感谢所有授权出版案例的来访者们，本书收入的所有案例均征得了来访者的书面同意，因你们的信任、允许才能让更多人获益！

　　因图书的篇幅有限，尚有许多咨询师提供的案例报告未能收入，在此不能一一列举，也一并致谢！

陈益
2022 年 12 月 12 日

目　录

第一章　叙述式案例报告

叙述式案例报告是采用白描式的语言、按照移空技术的操作步骤较为详尽地记录移空咨询全过程的案例报告。此式案例重在使读者了解咨询个案的进阶，概览移空技术咨询的全局。诚然，由于不同的个案千差万别，不同咨询师的记录也会有各自的侧重，但此式案例要求是过程完整，故篇幅较长，一般有数千字。

移空技术既是一项心理咨询技术，又是一项心身保健技术；既可处理心理症状，又可处理生理症状；既可以在医疗机构给来访者做正式咨询，也可以在其他场合给朋友、家人做非正式咨询。因此，本章收录的既有正式的收费案例，也有给同事、朋友、家人做的非正式的免费案例。

叙述式案例通常比较生活化、可读性较强。有些案例文字生动，过程起伏，颇具故事风格。另为方便阅读，每一案例前有简介，内容类似于简述式案例报告。

案例 *1*：头部闷沉·圆锥体（苏彦）

来访者女性，四十多岁。感觉疲惫，头沉、闷，后背也沉。靶症状为头闷、沉，影响度前测 8 分。象征物是圆锥体（尖对尖的一对），承载物是纸箱。移动超过 430 米处，东西看不见了。10 万米处进入空境体验。影响度后测 0 分。

一、来访者简况

来访者女性，四十多岁。对移空技术了解。主诉有一种疲惫感觉，头部、太阳穴两侧沉、闷，后背也沉，最后决定处理的是头部症状。

二、咨询过程

（一）三调放松

事先沟通过三调放松的指导方式，因来访者有练功基础，喜欢在简单指导后自己做三调，咨询师尊重来访者，说完必要的指导语后留下时间让来访者自行操作。3 分半钟后来访者放松好了睁开眼睛，反馈放松得很好。

（二）确定靶症状

咨询师直接问想解决哪方面的不舒服？来访者先说疲劳，后背沉、闷，后说头部、太阳穴两边沉、闷，还有点疼。咨询师首先厘清是真累，真正疲劳，还是不是累的，仅是感觉疲劳。得到的答案是不累时也经常有这两种症状，累时症状加重。之后让来访者再感受一下身体，以及通过询问影响度，让来访者明晰到底想处理哪个负性感受。结果确定处理头部闷、沉这个靶症状，影响度是 8 分。

（三）存想象征物

存想象征物时咨询师没有直接问这个感觉像是什么东西，而是从局部特点入手，采用细节、感觉诱导性提问，负性感受范围、长度、形状、材质、温度、光滑度、颜色、重量……从局部到整体，慢慢清晰，栩栩如生起来。

先从位置入手，是在两个太阳穴进去约 10 厘米的位置，左右两部分在头中间的地方像耳机线那么细连在一起。继而确定象征物为尖对尖的一对圆锥体。锥底分别在两个太阳穴部位，直径 15 厘米，越往头中间越细，最细的地方两个连在一起。不透明的磨砂玻璃样，塑料材质。紫色向藕荷色过渡的颜色，更偏紫色。温度 38 ～ 39℃，"就像在太阳底下烤过似的"。重 4 斤。

（四）存想承载物

承载物的存想相对自然、顺利，有种水到渠成的感觉。为加深具象化程度，依然采用细节、感觉诱导性提问，4分钟承载物便呈现出来，是一个纸箱。长30厘米，宽20厘米，高20厘米，厚4毫米，很结实的普通快递纸箱，2斤重。带着缠过黄色胶带的痕迹，"就是十字花那么缠了一下，就是用过的"，但是纸箱并不脏。

（五）填写记录纸A

象征物、承载物的画图十分仔细，3～5个特征标记清楚，靶症状及影响度评分填写完整，用时7分钟。

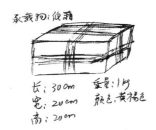

图1-1　象征物图　　　　　图1-2　承载物图

（六）三调放松

依然用必要的引导语进行简单指导，然后来访者自行完成三调放松。用时3分钟，进入状态很快，放松效果良好。

（七）清洁与置放

先嘱来访者将象征物取出、把玩、看一看，结果象征物大小、颜色、重量都发生了改变。两部分还是连着的，但锥底直径从15厘米变成了五六厘米，颜色变成了紫灰色，重量从4斤变成了半斤。最后发现象征物已经变成了干花。此刻靶症状头部闷的影响度也降了一半，从8分降到了4分。

接着进行检查、清洁、置放。干花上有点灰，来访者把灰吹干净，然后把干花全都装进一个塑料袋里，整个过程都是在较好的具象思维状态中进行的。

（八）移动与空境

1. 初始移动

3 米 –5 米 –1 米 – 眼前 –5 米 –1 米 –5 米 – 眼前。问来访者感觉移动过程中，往远移和往近移有什么不一样的感受？来访者表示往远移变小、舒服；往近移不舒服，想把它扔垃圾箱里去得了。

2. 可见移动

最远距离 430 米，无最佳距离。

3. 超距移动

提示来访者移到某个地方看不见、感觉不到，然后这事和她也没关系的时候示意一下。来访者说移到 5 万米时感觉上高空了。问和她还有关系吗？说没了。但看状态好像还没到最佳，问还想再远移点吗？回答说试试。移到 10 万米时来访者说心里没这事了，进入空境体验。

（九）移回与评估

无移回。后测分 0 分。

（十）填写记录纸 B

未填写记录纸 B。

三、咨询效果

影响度前测 8 分，后测 0 分，属临床痊愈。

咨询后来访者当场反馈：不只是靶症状消失，后背沉也减轻了许多；还有之前没提到的眼睛干、紧现在也减轻了。

四、个性化事件

1. 象征物在取出后发生了变化。

2. 移空咨询后来访者反馈不只是靶症状消失，后背沉也减轻了许多，眼睛也轻快了，来访者表示非常感谢。

五、反思

具象思维是一种心身思维，在本次咨询中，来访者一直伴随着身体动作，检查、清洁时还能感受到干的花叶不时掉下来，可见来访者具象思维程度很高。

咨询师很仔细地带领来访者做了检查、清洁、取出等步骤，这些步骤能引导来访者主动干预、变革、驾驭，提升来访者的自主性和正气。取出后象征物变成了干花，影响度分值降了一半。

咨询结束，不仅靶症状的影响度降为0分，来访者还反馈其他症状，如后背沉也减轻了许多，之前没提到的眼睛也轻快了，足见移空咨询是一个整体境界的改变。

此案中咨询师和来访者相对熟悉，以为她是慢性子，所以移动的节奏慢，但其实来访者是"外慢内急"的，移空的节奏快一点、跨度大一点会更好。另外，咨询师觉察到来访者回移时有些许不舒服，当时没有做解释。这提示之前介绍移空技术时对这一步骤的意义说明清楚可能会更好地获得来访者配合。

（本案例报告已在《心理咨询理论与实践》2022年6月第4卷第6期发表，收入本书时略做修改）

案例 2：愧疚感·铅块（孙义）

来访者女性，四十多岁，企业职工，因亲子关系困扰前来求助。靶症状为愧疚感，影响度前测8分。象征物是像铅块一样的不明物，承载物是一个铁质的保险柜。移动超过35米处，东西看不见了，但还能感觉到。6万米处，看不见也感觉不到了。20万米处完全消失，进入空境体验。影响度后测3分，1周随访2分。

一、来访者简况

来访者女性，四十多岁，企业职工，因亲子关系困扰前来求助。

来访者从小对孩子教育管理严苛，事无巨细，甚至连孩子大学的专业、学校都是由来访者替孩子选择的。家庭教育方式为简单粗暴型，很少考虑孩子的感受。孩子上大一时，脚意外骨折休学，后出现厌学，拒绝返校。来访者十分焦急，便请孩子的同学前来帮忙劝解，结果加剧孩子的抵触，坚决要求退学。目前亲子关系破裂，与孩子形同陌路，孩子已经半年多跟她不说一句话。来访者感到十分苦恼，负面情绪困扰严重，自己无法摆脱。

二、初始访谈

咨询师与来访者建立良好的咨访关系后，进行了风险评估和是否适合做移空的评估。来访者思维清晰、自知力完整。不存在自杀、自伤和伤害他人的风险；积极主动，对情绪感受力也较好，适合做移空技术治疗。此外按照初始访谈工作要求，咨询师给来访者介绍移空技术，并讲解了知情同意事项。

来访者在叙述生活事件时，认为自己以前对孩子的所作所为，给孩子造成了很大伤害，是导致亲子关系对立、孩子拒学的主要原因，认为一切后果都是自己造成的。咨询师一边倾听，一边与来访者探索靶症状。

在倾听来访者诉说的同时，咨询师帮助来访者从困扰自己的复杂感受中，厘清并识别出负面情绪，确定要处理的靶症状为愧疚、自责以及后悔。并跟来访者协商治疗方案，每次只处理一个症状，有步骤地依次处理并解决问题。来访者感觉当前对自己影响最大的是愧疚感，影响度评分为10分。通过初始访谈，来访者对自己的问题，由困惑逐渐变得清晰，为接下来的治疗奠定了基础。

在初始访谈结束后，来访者希望能延时。咨询师观察来访者精神状态尚好，且情绪平稳，遂同意来访者的请求，为来访者延时做移空咨询。

三、咨询过程

本次咨询为面询，来访者按时付费，咨询总时长为120分钟。前60分钟为初始访谈，后60分钟为移空咨询。接下来是移空咨询的过程。

（一）三调放松

刚开始，来访者比较紧张，闭上眼睛后，眼皮一直在颤动。过了一会儿，逐渐平静下来。

（二）确定靶症状

三调放松后，确定对来访者影响最大的是愧疚感。咨询师请来访者体验愧疚感的身体感受，靶症状为从咽喉到胸口的"堵"。症状影响度评分为8分。

（三）存想象征物

在咨询师引导下，靶症状的象征物逐渐呈现出来。但来访者无法感知象征物的材质究竟是什么，不是铅也不是铁，是像铅块一样的不明物。大约30厘米长，20厘米宽，厚度25厘米。感觉很重，大约80斤。黑色。

（四）存想承载物

承载物是一个铁质的保险柜，很大、很结实、很安全。有1.3米高，宽70厘米，厚70厘米。铁板厚度有2厘米，很结实。门上有一个把手，锁是上保险的。保险柜外面是黑色的，里面是银色的。很重，有200斤。全新的。

来访者存想的具象化程度较高。

（五）填写记录纸A

起初来访者画出的象征物是一个平面图。咨询师告知来访者可以试着画出立体图。来访者随后在旁边画出简陋的立体图，对于承载物则直接画出了立体图。

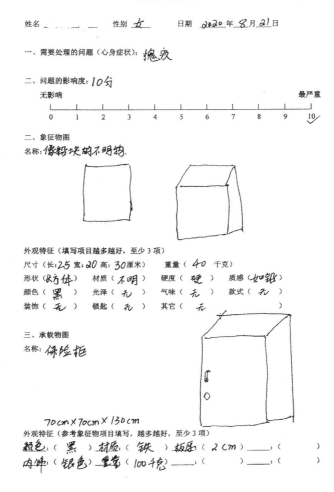

移空技术记录纸（A）

姓名 _____ 性别 **女** 日期 **2020** 年 **8** 月 **21** 日

一、需要处理的问题（心身症状）：**愧疚**

二、问题的影响度：**10分**

无影响   最严重

0   1   2   3   4   5   6   7   8   9   10

二、象征物图

名称：**像铅块的不明物.**

外观特征（填写项目越多越好，至少3项）

尺寸（长**25** 宽**20** 高**30** 厘米）   重量（ **40** 千克）

形状（**长方体**） 材质（**不明**） 硬度（**硬**） 质感（**如铅**）

颜色（**黑**） 光泽（**无**） 气味（**无**） 款式（**无**）

装饰（**无**） 锁匙（**无**） 其它（**无**）

三、承载物图

名称：**保险柜**

70cm×70cm×130cm

外观特征（参考象征物项目填写，越多越好，至少3项）

颜色：（ **黑** ）**材质**（ **铁** ）**板厚**（ **2cm** ）_____：（   ）

内衬（ **银色** ）**重量**（**100千克**）_____：（   ）_____：（   ）

图1-3　记录纸 A

（六）三调放松

第二次三调放松来访者做得比较顺利，很快进入治疗状态。

（七）清洁与置放

象征物分离顺利。来访者用水清洗了象征物和承载物，用毛巾擦干，并反馈说清洗后象征物变得更清晰，且有光亮了。遂将象征物置放于保险柜并锁好。

（八）移动与空境

1. 初始移动

初始移动顺利。眼前 –1 米 –2 米 –3 米 –1 米。

2. 可见移动

3 米 –5 米 –10 米 –20 米 –25 米 –30 米 –35 米。无最佳距离，最远距离为 35 米。

3. 超距移动

40 米 –50 米 –100 米 –300 米 –500 米 –1000 米 –3000 米 –1 万米 –2 万米 –3 万米 –5 万米 –6 万米 –8 万米 –10 万米 –20 万米。

当移动至 2 万米时，来访者感觉模糊了。移动至 6 万米时，来访者感觉没有了；细问后说还在，继续移动至 10 万米，说感觉安全了，这个距离不会再回来了。继续移动至 20 万米，保险箱完全消失。

4. 空境体验

咨询师嘱来访者在 20 万米处停留体验。来访者大约体验了 20 秒，便睁开眼睛。咨询师嘱其可以多待一会儿，来访者闭上眼睛，开始流眼泪，约 1 分钟后睁开眼睛。咨询师询问来访者此刻的感受，来访者说："感觉到轻松、自由，好久没有这种感觉了。"

（九）移回与评估

未移回。治疗结束后，靶症状影响度评分为 3 分。临床显效。

（十）填写记录纸 B

未填写。

四、咨询效果

本次移空咨询靶症状为愧疚感。初始访谈时，愧疚感的影响度为 10 分，三调放松后降至 8 分，经过空境体验后影响度 3 分，1 周后随访 2 分。来访者的愧疚感移空后，其他负面感受的影响度也都有不同程度的减轻。

在咨询之前，来访者的母子关系是完全回避，形同陌路的，来访者

第一章　叙述式案例报告

· 9 ·

即使小心翼翼，也感觉无法接近孩子。经过本次移空咨询后，来访者开始敢于主动接近孩子，并惊喜地发现，孩子没有像以往那样拒绝，而是开始逐渐接纳了她。来访者说："现在叫孩子吃饭，孩子也出来了。当孩子身体不舒服的时候，也会告诉我，让我帮他看看。"虽然孩子与她仍然有隔阂，但母子关系出现明显改善。

五、个性化事件

移动到 20 万米，保险箱完全消失，来访者情不自禁地流下眼泪。

六、反思

在初始访谈中，咨询师了解到来访者的孩子大一休学在家，对母亲产生怨恨，母子关系形同陌路，已经半年多不说一句话。咨询师从来访者诸多负性感受中，帮助来访者厘清最强烈的负性情绪为愧疚感，具象为象征物移动至空。来访者对孩子的愧疚感处理后，其亲子关系也得到了改善。

移空技术在治疗过程中注重激活来访者的内在资源。由咨询师发出指令，来访者自主操作完成。本案通过三调放松，使来访者由紧张逐渐平静下来；通过存想象征物和承载物，使来访者的正气被充分调动，最终凭借其自身的力量，将负性情绪移动至空。这些操作增加了来访者对自身问题的驾驭能力，结果不仅是来访者的自我功能改善，而且处理问题的能力获得了提升。从害怕与孩子沟通，转变为积极与孩子沟通，打破了亲子关系的僵局，来访者很惊喜。虽然外在环境没有变化，但来访者的内在环境改变了，亲子关系得以改善。

第一次移空咨询后，来访者希望继续处理其他负性情绪，随后接受了第二次移空咨询。靶症状是自责，影响度由前测 8 分降到后测 4 分，临床显效。随后，来访者听从咨询师建议，每天坚持练习三调放松，掌握了自我调整的方法，将移空技术运用于日常生活，后期没有再来求助。

2 周后随访，来访者反馈情绪转好，状态轻松，母子关系进一步缓和，愧疚感影响度为1分，自责影响度降至2分；2个月后随访，来访者愧疚感影响度为0分，自责感影响度2分；3个月后随访，自责感影响度0分，后悔感2分，负罪感消失；半年后随访，来访者所有负面情绪完全消失，影响度全部归零。母子关系从完全不说话的"陌路人"，重新回归到"知心人"，可以敞开心说话，毫无隔阂了。

每次随访，来访者问题的影响度都在稳步下降，移空疗效十分稳定。咨询结束7个月后，孩子返校复课。来访者第一时间给咨询师发来消息，表示感谢并感叹说："一人成长，全家受益！"

1年后随访，来访者反馈孩子对学校适应良好，心态积极，没有再出现问题。来访者自身情绪稳定，家庭和谐，内心充满幸福感。

（本案例报告已在《心理咨询理论与实践》2022年2月第4卷第2期发表，收入本书时略做修改）

案例3：恐惧·黑洞（吴颖）

来访者女性，22岁，大学生。因为中度抑郁发作入院治疗。咨询师跟来访者一共进行了5次心理咨询，其中第4次为移空咨询。靶症状是小时候被姐姐打导致的恐惧情绪，影响度前测10分。象征物是黑洞，承载物是垃圾桶。移动到10公里处，东西看不见了，并在此处进入空境体验。影响度后测0分。

一、来访者简况

来访者女性，22岁，大学生。曾被诊断为"抑郁状态"，接受药物治疗，情绪没有好转。找过当地的心理咨询师，做了两次咨询，觉得没什么效果。来访者做事没兴趣，不想上学，易疲劳，会莫名流泪，有消极言行，曾到楼顶想跳楼，被家人发现制止。

来访者因为中度抑郁发作，现住院治疗，入院前跟姐姐和同学发生过冲突，情绪低落加重。咨询师正在来访者住院的医院学习，主治医生说要给来访者介绍心理咨询师，于是咨询师主动申请接下这个任务。

来访者共进行了 5 次心理咨询，其中第 4 次为移空咨询。

二、初始访谈

第 1 次为初始访谈，在 2020 年 10 月。

来访者抑郁发作是因为两件事情，一件是半个月前在学校和同宿舍的同学发生矛盾，另一件是在疫情期间和姐姐起冲突。在和同学的矛盾中，来访者的负性情绪有崩溃、无助等；和姐姐发生的冲突中，来访者感到黑暗、孤独、害怕、紧张等负性情绪，影响度分值均较高。经过评估，和姐姐的冲突事件导致的负性情绪更严重一些。

初始访谈中了解了来访者的个人基本情况、家庭情况及重要生活事件。对来访者进行评估：思维清晰、表达顺畅，能描述自己的情绪状态且有自控力，排除危机状态；有明确的负性情绪，影响度分值在 8 分以上；来访者感受力较好，适合做移空技术。于是跟来访者商定咨询目标，交代相关设置，向来访者简单介绍了移空技术和操作步骤，并告知下面可以运用移空技术帮助她处理负性情绪。

三、咨询过程

来访者共进行了 5 次心理咨询，咨询频率为 1 周 2 次，每次 50 分钟，面询，医院收费。其中第 4 次为移空咨询。以下为移空咨询的过程。

（一）三调放松

咨询师讲指导语，让来访者坐到椅子前面 1/3 处，腰背挺直，松而不懈，下巴微收。让来访者只关注呼气不要关注吸气，每一次呼吸都不要把气吸满和吐尽，让下一次呼吸能顺畅衔接。随着每一次呼气，把头脑里的杂念、情绪和想法等都排出体外。来访者很快就放松下来。

（二）确定靶症状

咨询师询问来访者，这次是想处理小时候姐姐打她造成的负面情绪吗？来访者说是的。咨询师让她描述一下有哪些负面情绪。来访者说有紧张、恐惧、黑暗、疼痛等。经过询问，其中恐惧情绪的影响度分值最高，有 10 分，确定为本次移空处理的靶症状。

（三）存想象征物

咨询师让来访者去感觉一下恐惧的情绪，如果用一个物体来代表的话会是什么物体？来访者说是一个黑洞。咨询师让来访者描述黑洞的形状，来访者说黑洞像漩涡，从上到下越来越小。咨询师问黑洞是什么颜色的？来访者说是黑色的。咨询师继续询问黑洞是亮的还是暗的？来访者说上面周围一圈是有亮光的。咨询师问黑洞大小如何？来访者说无限大。咨询师问黑洞无限大的话，等一下需要找个容器来装它，能装进去吗？来访者很肯定地说，装得进去。咨询师又问黑洞里面有声音吗？来访者回答很安静。

（四）存想承载物

有了象征物黑洞，咨询师说："我们需要有一个容器来装这个黑洞，你会用什么东西来装它？"来访者说："用一个垃圾桶。"经询问，垃圾桶为白色长方体，长 1 米、宽 2 米、高 1 米，重量 1 吨。咨询师继续问："垃圾桶是什么材质的？"来访者说："是钛钢做的，比较重。"咨询师问："垃圾桶是旧的还是新的？"来访者答："是旧的，但没有气味。"咨询师问："这个垃圾桶有盖吗？"来访者说："有盖。"然后来访者又补充说垃圾桶有四个轮子，指了下房间里的一辆有轮子的推车说："就是这样的轮子。"咨询师又问有没有锁？来访者说有锁。

（五）填写记录纸 A

咨询师让来访者在记录纸上画出象征物黑洞和承载物垃圾桶的图，来访者画得很仔细。

（六）三调放松

画完了象征物和承载物，咨询师让来访者再做了一次三调放松。

（七）清洁与置放

放松后，咨询师让来访者分别把黑洞和垃圾桶做清洁。来访者说黑洞不用清洁；垃圾桶用水冲，用抹布擦。咨询师让来访者里里外外都清洁到，然后问垃圾桶里面还有东西吗？来访者说有一些其他负性情绪的垃圾，想一起移走。

清扫完了，咨询师让来访者把黑洞放进垃圾桶里面。咨询师问装进去了吗？来访者说装进去了，也锁上锁。咨询师继续问垃圾桶会晃吗？来访者说不会。咨询师问要不要再加固一下？来访者说不需要加固。

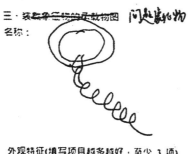

图1-4　象征物图

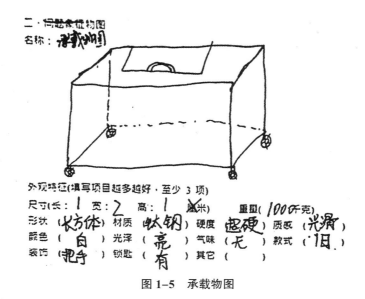

图1-5　承载物图

（八）移动与空境

移动置放了黑洞的垃圾桶，初始移动较为顺利。移动几次以后，咨询师问来访者有没有一个合适的距离，垃圾桶移到这个距离就不想再移了？来访者说没有，移得越远越好。

又移动几次后，咨询师问大约移到多少米后，就看不见垃圾桶了？来访者说 10 公里。咨询师指导来访者移到了 10 公里，来访者说看不见垃圾桶了。咨询师问看不见了，还能感觉得到垃圾桶的存在吗？来访者说也感觉不到了。咨询师问："现在你看不见也感觉不到垃圾桶了，体会一下是一种什么感觉？"来访者说很轻松。咨询师问还要把垃圾桶移回来吗？来访者说不用了。咨询师让来访者在这个轻松的感觉里多待一会儿并记住这个感觉，等不想待的时候就可以睁开眼睛。

过了一会儿，来访者睁开眼睛，说如释重负，很轻松。咨询师让来访者再对恐惧情绪打一个分数。来访者想了一下说 0 分。

咨询师告诉来访者，最后是到了移空技术的空境，空境就是没有问题的地方。咨询师告诉来访者，她是一个很有力量的人，可以改变自己。来访者说："是的，觉得自己挺有力量的。"

咨询师又让来访者对和同寝室的同学起冲突引起的负面情绪再打一次分数，之前是 8 分，来访者想了一下说现在是 1 分。

（九）移回与评估

未移回。靶症状影响度后测 0 分。

（十）填写记录纸 B

未填写。

四、咨询效果

来访者在这一疗程的咨询中有多次访谈，其中第 4 次为移空咨询。本部分内容只描述其中移空咨询的效果，具体如下。

这一次的移空咨询中，咨询师选择处理了来访者和姐姐的冲突问题，靶症状恐惧的影响度分值从 10 分降为 0 分，达到了临床痊愈。在处理完和姐姐冲突带来的负面感受后，来访者和同学冲突引发的负面情绪也从 8 分降到 1 分，不用再另外进行处理了。

结案后，经主治医生复诊，来访者的药量减到了最低，情绪和各方面状态都不错，最后可以顺利出院。

移空咨询后的 1 周，咨询师做了针对移空咨询效果的口头随访；来访者出院后 7 个月，咨询师对来访者又做了一次随访。随访反馈：来访者表示效果仍很好，她已经去实习了，移空处理的症状的影响度分值还是 0 分。咨询师征得来访者的同意，跟来访者签了《移空技术案例使用知情与授权书》，来访者表示愿意让更多的人受益于移空技术。

五、反思

来访者经人介绍来到精神科医院住院，首先来访者对医院有信任感，在治疗过程中特别配合医生。初始访谈时，来访者表示之前的心理咨询师让她不要多想，她觉得无效。这次当听到咨询师可以用移空技术处理她的负面情绪，也对她的情绪能够理解，来访者觉得咨询师这样的风格比较能接受，一开始就和咨询师建立了较好的咨询关系。跟来访者并没有很快就做移空技术咨询，而是根据这位来访者的实际情况进行三次谈话后再做移空，这让咨询关系进一步稳固，也为后面的移空技术咨询顺利进行打下了良好的基础。来访者本人的改变意愿很强，这在做移空的过程中可以看出来，例如来访者给出的承载物能够装载象征物，并且把其他的一些负性情绪垃圾也放进承载物的底部一起带走，还有最后超距移动中，来访者到达了心理空境。

（本案例报告已在《心理咨询理论与实践》2021 年 12 月第 3 卷第 12 期发表，收入本书时略做修改）

案例 *4*：呼吸不畅·夹子（何晓玲）

来访者女性，22 岁，在校研究生。近期呼吸不畅，有失眠现象。本案初始访谈和移空技术咨询一次完成。靶症状为呼吸不畅，影响度前测 7 分。象征物是夹子，承载物是收纳盒。移动到 5 米是最佳距离，于是停在那里。影响度后测 1 分。

一、来访者简况

来访者女性，22 岁，在校研究生，是咨询师同一专业方向的同学，平时关系较好。来访者诉近期入睡时常出现呼吸不畅现象，有窒息的感觉，并且有心跳很快和失眠现象。询问来访者是否有器质性病变，来访者自诉是心理问题导致的呼吸不畅，没有去医院检查。

来访者在前天失眠时曾自己做过正念练习，自诉越做越感受到不能呼吸。

本次移空最想处理的症状是呼吸不畅。

二、初始访谈

6 月的一天晚上零点，来访者与咨询师微信联系，诉呼吸不畅，睡不着，越做正念心脏跳得越快，随后与其约第二天下午 5 点在一个安静不被打扰的地方做移空技术咨询。

次日移空开始前，咨询师向来访者大致介绍了移空技术，并与来访者商量本案例将作为个案进行研究使用，全程需要录音。来访者表示同意，并且签订了知情同意书和授权书。

三、咨询过程

（一）三调放松
来访者状态平稳，坐得住。随着三调放松，紧皱的眉间缓慢舒展。

（二）确定靶症状
每次即将入睡时，会感觉呼吸不畅，有窒息、吸不上气的现象。此次靶症状定为呼吸不畅。

（三）存想象征物
咨询师问：呼吸不畅是身体有什么地方被堵住了吗？把这呼吸不畅的感受进行物化，它是什么样子呢？来访者答：呼吸不畅是一种窒息的感觉，这种感觉来自身体里的肺部和呼吸系统的连接处，长得像一个夹子。夹子是塑料材质，橙色，外表光滑没有花纹，重量为 50 克，尺寸长 20 厘米、宽 20 厘米、高 30 厘米。

（四）存想承载物

咨询师问：如果现在需要一个容器去装夹子，会选择什么样的容器？来访者答：一个收纳盒。圆形，材质处在蛋糕盒与塑料盒混合之间，无装饰，有盖子，一扣就能扣上。重量与象征物一样，重 50 克，长 30 厘米 × 宽 30 厘米 × 高 30 厘米，透明无色，有些陈旧。

（五）填写移空记录纸 A

移空技术面询记录纸 A

1. 需要处理的问题（心身症状）：

   呼吸不够

2. 问题的影响度 __7__ 分

   无影响　　　　　　　　　　　　　　　　　　最严重

   0　1　2　3　4　5　6　7　8　9　10

3. 象征物图

   名称 夹子

   画图：

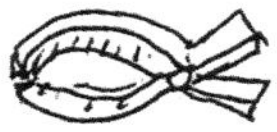

   外观特征（填写项目越多越好，至少 3 项）

   尺寸（长 20 宽 20 高 10 单位 cm）　　重量（50 单位 g）
   形状（　）　材质（塑料）　硬度（　）　质感（　）
   颜色（橙）　光泽（　）　气味（　）　款式（　）
   装饰（无）　锁匙（　）　其它（　）

4. 承载物图

   名称 收纳盒

   画图：

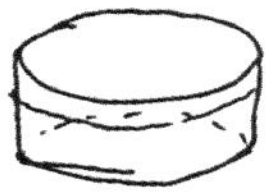

   外观特征（填写项目越多越好，至少 3 项）

   尺寸（长 30 宽 30 高 30 单位 cm）　　重量（50 单位 g）
   形状（圆形）　材质（塑料）　硬度（　）　质感（　）
   颜色（透明）　光泽（　）　气味（　）　款式（　）
   装饰（无）　锁匙（　）　其它（　）

2

图 1-6　记录纸 A

（六）三调放松

第二次三调放松，来访者自诉感觉很好，整个人都静下来了。

（七）清洁与置放

起初来访者的象征物一直在体内没拿出来，咨询师让其将夹子取出，问到夹子表面是否有污渍或者灰尘，来访者说有无色透明黏液。来访者将夹子用水冲了冲，然后擦干了夹子表面的水。

收纳盒很干净，但还是让来访者里里外外、从上到下地观察一遍盒子。来访者将夹子放到收纳盒里，发现盒子不够深，夹子放在里面盖子合不上，说想换一个承载物。换成了一个黄油色的铁盒，它与前面的收纳盒只是高度不一样，其他物理属性都一样，铁盒高为35厘米。夹子能顺利放到铁盒里，并且能顺利扣上盖子。

（八）移动和空境

初始移动顺利，15米时看不见了，而来访者希望能看见，最后停在5米的最佳距离。没有继续进行超距移动。

（九）移回与评估

没有移回。影响度由7分降到1分，属显效。

（十）填写记录纸 B

填写面询记录纸B时，来访者在问题影响度上填了1。

四、咨询效果

影响度前测7分，后测为1分，属显效。来访者想要与物体保持在最佳距离的状态，希望能看到物体，距离物体5米处感觉很舒服。整个流程下来，来访者感觉呼吸不困难了，人也轻松了不少，后反馈当天入睡没有感到呼吸不畅，睡眠质量提高。

5个月后随访反馈：呼吸不畅问题已经很少出现，并且没有再出现失眠现象。

五、个性化事件

1. 来访者曾想在承载物中放入纸条，让象征物可以在移动过程中更不容易晃动，但是她不知道这个纸条是否是多余的，移空结束才与咨询师讨论。

2. 来访者认为当物体与她距离 5 米时，感觉是最舒服的，并说到"我不愿物体看不见，毕竟有时会哭的小孩是有糖吃的"。

六、反思

1. 凌晨时来访者向咨询师诉呼吸不畅，第二天咨询师就运用移空技术对症状进行了处理，效果显著。本案例是在与来访者确定为心理问题引起的呼吸不畅之后进行的移空技术咨询，遇见呼吸不畅的问题在用移空技术解决后，不管症状是否减轻或消失，都要嘱来访者去医院检查。

2. 来访者将移动物放在距离她 5 米处，觉得待在这里最舒服，并说到"我不愿物体看不见，毕竟有时会哭的小孩是有糖吃的"。说明来访者希望症状在不伤害自身健康的同时，在一个可控范围内成为她可调动的资源。

这个部分也许在其他心理咨询流派中会继续深入探索，而移空技术只解决来访者当下的负性心身感受。来访者在最佳距离感觉舒服，呼吸不畅的影响度降为 1 分，已解决了来访者的问题，而且后续效果很好，5个月后随访，来访者诉呼吸不畅很少出现，并且没有再失眠。

案例 5：恐惧·灰色气泡（黄学佳）

来访者女性，二十多岁，在读研究生。因各种原因产生恐惧情绪，已经对生活产生一定影响，想通过移空技术缓解这种情绪。靶症状为恐惧，影响度前测 9 分。象征物是灰色气泡，承载物是水晶盒。移动超过1 万米东西看不见了，但能感觉到东西还在。继续向更远处移动多次，仍能感觉到东西存在，于是在某个距离停止移动，进入空境体验。影响度后测 1 分。

一、来访者简况

来访者女性，二十多岁，在读研究生。因背负着巨大学业压力感到十分焦虑，再加上来自身边同学的朋辈压力，平时感到十分紧张不安。这种感受让她想起在读本科期间，受到室友长期心理攻击，想到室友姓名都会感到恐惧、紧张、愤怒、堵得慌。这种感受在她心里挥之不去，又与当前情境下的感受相呼应，痛苦不堪。

二、咨询背景

本案例是学习移空技术时的现场练习案例。用时大约 80 分钟。

来访者学习过移空技术，咨询师就直接问她想解决什么问题。来访者表示从大学期间就有恐慌焦虑的感受，现在好像越来越难控制了，大学本科期间跟舍友之间发生的一些事，现在想起来都感到紧张、愤怒和恐惧，久久不能平静。现在每天都过得很焦虑，包括此时此刻都觉得胸口闷而且呼吸急促。

三、咨询过程

（一）三调放松

在简单地问候以后直接进入了移空访谈，问来访者现在的感受是什么。来访者表示有些紧张，静不下来。于是咨询师引导来访者做了三调放松。

（二）确定靶症状

三调放松后来访者稍微平静了些。咨询师直接询问来访者现在的情绪是怎么样的，具体的感受是什么。她说有些紧张，还有点呼吸急促和吸不上来气的感觉。来访者感受了一会儿，确定这种感受是恐惧，来自于本科时期室友对她的心理攻击，她说现在想想都感到紧张、愤怒。咨询师紧接着便引导来访者评估这种恐惧情绪对她的影响度。来访者评估为 9 分。

（三）存想象征物

咨询师首先让来访者做深呼吸，然后闭上眼睛细细地感受恐惧情绪所带来的生理不适，从而确定了不适的位置在心脏上，有种闷闷的感觉。进而让她感受这种闷闷的感觉像什么。来访者觉察能力比较好，很快感受到象征物是笼罩在心脏上的灰色气泡，材质是胶，有韧性不易破，无气味，重量有半个苹果那么重。

（四）存想承载物

承载物是半个苹果重的矩形无色透明水晶盒。玻璃材质，表面有光泽，无气味，有无色透明的盖。

（五）填写记录纸 A

填写完记录纸 A，咨询师询问了来访者，在画完象征物和承载物后，当下的感受是什么，让她再次确认一下象征物和承载物。没想到象征物出现了变化，由原来的灰色气泡变成了带细菌壁样的气泡。

（六）三调放松

三调放松顺利。

（七）清洁与置放

在取出象征物的过程中，来访者遇到了一些困难：一开始总是想用逻辑思维取出气泡，发现怎么取也取不出来。经咨询师提醒要在存想的层面去取象征物，于是来访者想象着以搭乘电梯的方式去接气泡出来。气泡出来时，来访者情绪明显有所好转，她表示气泡像是有生命了一样，先笑着跟她打了个招呼，然后飘到一侧，跟她一起乘着电梯出来了。取出气泡后询问来访者感受，来访者表示影响度已经降到了 4 分。

接下来便开始进行清理。来访者清理得很快，清理结束后将气泡放入水晶盒里，并确定已固定好。

（八）移动与空境

1. 初始移动

将物体从眼前移至 1 米 –3 米 –1 米，重复 2 次。问来访者的感受和物体有没有变化。来访者表示只是物体变小了些。

2. 可见移动

移动过程没有最佳距离。来访者只想把物体移得更远，最远距离大约是1万米，这时候看到的物体变成了一个小黑点。

3. 超距移动

来访者表示一开始看不见物体，但继续移动后，物体像是沿着一个圆形的轨迹又回到了自己的身边。于是咨询师让她把物体移回眼前，重新沿着直线把它移出去。移到1万米时，物体第二次变成了一个黑点。继续往外移后，虽然看不见物体，但还是能够感受到它的存在。来访者想要把它移动到更远的地方去，离她越远越好。于是加快节奏，加大距离，1万米、1万米地往更远的地方移。移了很久以后，来访者表示还能感受到它的存在。

（九）移回与评估

询问来访者想不想移回，来访者表示不愿意将它移回来，只希望移得越远越好。虽然最后来访者还是能感受到物体的存在，但是影响已经很小很小，于是便停止了继续移动。来访者表示内心很舒畅，情绪上也很愉悦，已经完全没有恐惧和心慌的感觉了。此时询问影响度，来访者回答只有1分了。

（十）填写记录纸B

来访者按要求填写了移空记录纸B，顺利。

四、咨询效果

前测9分，后测1分，显效。

本案例的移空处理效果很好。当来访者存想出象征物和承载物时，情绪就已经得到了改善。来访者成功地将象征物"灰色气泡"从身体内取出来的时候，情绪改善明显，变得明快活泼且愉悦，而且影响度直接从9分降到了4分。超距移动后，影响度降到了1分，来访者也表示心情变得愉悦，不再紧张和恐惧了。

五、个性化事件

1. 来访者画完象征物和承载物，咨询师询问她的感受和再次确认象征物时，象征物发生了变化。但在开始移动的时候，象征物又变回了原样。

2. 超距移动时物体像是沿着一个圆形的轨迹又回到了来访者的身边。

六、反思

1. 双重关系对移空咨询过程是否有影响？

开始做移空咨询之前，虽然在理论学习中得知移空咨询允许双重关系存在，但在做的过程中发现，由于咨询师跟来访者比较熟悉，也就是比较了解她的性格和平时的说话风格，对她的一些表现容易代入主观判断。比如在来访者笑着说象征物变成了气泡，与红色的气泡相遇并快乐地问好时，咨询师会根据对来访者的印象，下意识地判断她已经脱离了移空咨询的氛围，开始了天马行空的想象。于是咨询师只是笑笑，并没有按移空咨询所要求的那样，去感受当下来访者的情绪状态并给予及时有效的回应。

当咨询师与来访者有着双重关系时，可能要保持着对来访者当下的感受，而不是根据以往与来访者相处的经验来判断眼前的情况。

虽然在双重关系存在的情况下，咨询师会对来访者的反应加入自己以往惯性的看法和先入为主的判断，使得咨询师难以从当下给来访者客观的回应。但双重关系的存在，使咨访关系更加融洽和自然，这也会有利于移空咨询顺利进行。

再者，移空技术针对的是来访者负性情绪和负性感觉，操作过程也比较成熟，虽然存在双重关系，但咨询过程并不会因为类似"玩笑式"的言语反应而受阻，反而会减少来访者的防御心理和不配合行为。

从本次咨询结果来看，双重关系不仅没有破坏作用，反而有一定的助益。所以移空技术的咨访关系没有设定特别要求，是有道理的。

2.移空咨询使来访者产生疗愈的机制是什么?

从本次移空实践来看,虽然来访者最终没能到达更深层次的空境,但最后处理的效果还不错,这或许与贯穿移空咨询过程中的以下两点有关。

第一,移空技术的咨访关系是在充分倾听和共情来访者基础上的指导与被指导关系。咨询师充分的共情与倾听,可以充分调动来访者的内在资源,使来访者发现自己的价值并利用自身资源进入空境。而咨询师刚好有一些人本主义心理咨询的经验,在给来访者心理支撑部分起到了一定的助益作用。

第二,将负面情绪具象化的过程。移空技术让来访者在存想的状态下,将自己的负面情绪具象化。在具象化的过程中,来访者需要不断地感受自身状态细微的变化。这样一个自我发现、自我了解的过程,帮助来访者建立了与自己内在的连接,从而更有效地利用自身资源解决她自己的问题。

案例 **6**: 头发热发胀·棉袄 (卫仲宇)

来访者男性,三十多岁,外企公司销售经理。在工作中感觉非常压抑、愤怒。靶症状为整个头部发热发胀,影响度前测 6 分。象征物是一件孩子的花色棉袄,承载物是一个蓝绿色塑胶编织衣物筐。移动至 15 米处东西看不见了,也感觉不到了。于是在 15 米处进入空境体验。影响度后测 1 分。

一、来访者简况

来访者男性,三十多岁,外企公司销售经理。由于工作缘故,长期不良姿势导致颈椎病,引起右侧身体从肩膀到腰部及下肢的僵硬感、牵拉感,下肢冰凉,时常感觉身体左右不平衡,身体有些右侧倾斜。相比颈椎病带来的负面感受,工作中的负面感受更重,领导施加的压力和被不公正对待使他感觉非常压抑、愤怒,时常觉得有很多负性情绪无法排遣。

二、初始访谈

第一次初始访谈：来访者述说了其颈椎病和工作的状况，咨询师观察来访者身体向右倾斜，并不停地左右活动身体，试图平衡身体重心。来访者脸色苍白，呼吸局促，神色有些紧张，说话有气无力。咨询师专注倾听，并向其介绍了移空技术的背景以及咨询师自我移空的效果，引起来访者极大兴趣和信任。

第二次初始访谈：向来访者简单介绍了移空技术10个步骤的操作方法，来访者表示愿意尝试。咨询师向来访者讲解了知情同意书并征得其口头同意。

三、咨询过程

（一）三调放松

来访者第一次做三调放松，过程中呼吸有些急促，呼吸时胸部起伏有些大，脸色发红，双腿不停地抖动。用时3分钟。

（二）确定靶症状

通过两次初始访谈，来访者述说颈椎病已经缓解很多，当下经过询问更希望先处理累积的负性情绪。由于来访者当下情绪较为稳定，故咨询师嘱其先放松身体，然后进入令他自己压抑的工作情景中。来访者表述整个头部有发热发胀的负性感受，发胀更多一些。咨询师告知来访者："通常我们选择多个负性感受中最严重的先处理。"来访者表示发热和发胀感受差不多，想一起处理。

最终确定靶症状为头部发热发胀。影响度6分。

（三）存想象征物

询问来访者，发热是什么样的热？是天气很热出汗的热？还是接近一个很烫的物体感受到的热？还是发烧的热？回答是感觉身体、脸部、头部都很潮热。

询问来访者，头胀的区域是多大的？是勒的胀？还是血压有些高的发胀（因为来访者近日血压有些偏高）？回答是整个头部、脸部都很胀，不是勒的胀，血压刚刚测量已经正常了。

来访者深入具象状态：看到一件六七岁孩子的花色棉袄（红、白、粉红色），感觉特别小，不合身，有汗臭味，他想挣脱！感觉这种热胀就是来自被孩子花色棉袄的束缚。同时，咨询师观察到来访者脸色开始潮红，有些热气微微向外蒸发，整个身体的压抑感集中在脸部、头部呈现出来。

（四）存想承载物

引导来访者想象一个容器或者箱子以便于安放象征物。来访者说，看到他自己家中洗衣机边上的一个蓝色和绿色塑料编织条做成的衣物筐，上口直径50厘米，下口直径30厘米，高50厘米，上口有两个提拉耳朵，有塑胶味。

（五）填写记录纸A

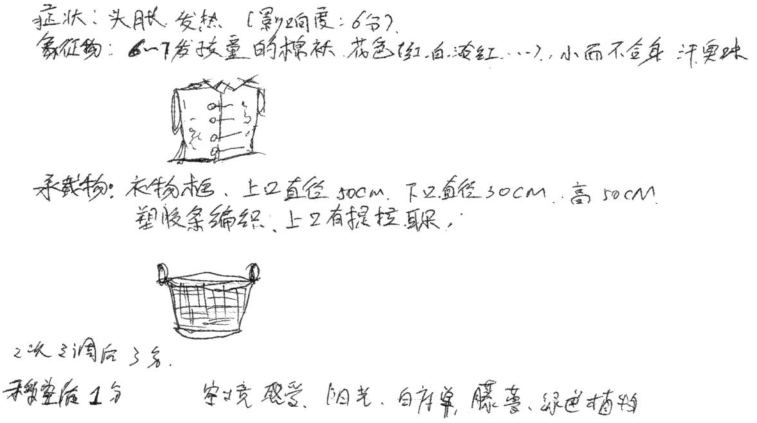

症状：头胀 发热 〔影响度：6分〕
象征物：6~7岁孩童的棉袄 花色红白淡红……），小而不合身 汗臭味

承载物：衣物框，上口直径 50CM 下口直径 30CM 高 50CM
塑胶条编织，上口有提拉耳，

2次三调后 3分
稀望后 1分　　环境感受：阳光，白存草，朦胧，绿色植物

图 1-7　记录纸 A

（六）三调放松

第二次三调放松嘱来访者自己做，观其呼吸略微放缓了一些。用时1.5分钟。三调放松后询问其靶症状影响度，为3分。

（七）清洁与置放

咨询师嘱咐来访者对象征物和承载物分别进行清洁，来访者呈现出回到家中的情景。将象征物（孩子棉袄）放在他家的洗衣机中，用洗衣粉清洗。然后将衣物筐进行清洗、擦拭。最后将象征物放入承载物。因为承载物没有盖子，为了确保之后移动过程的稳固，咨询师询问来访者是否要加盖子。来访者认为承载物（衣物筐）已足够稳固，无须额外加盖。

（八）移动与空境

1. 初始移动

眼前 –1 米 –3 米 –5 米 –3 米 –1 米 – 眼前。

2. 可见移动

6 米 –10 米 –12 米（变成一个点）–15 米（看不见，也感受不到）。最远距离 15 米，无最佳距离。

3. 超距移动

15 米时，咨询师询问是否还要再继续移动，来访者回答不用，他心里已经感受不到了，也看不到了。

4. 空境体验

空境体验很短，之后来访者在空境中看到阳光、白色的床单、绿色藤蔓植物，感觉十分温暖。

（九）移回与评估

未移回。症状影响度后测 1 分。

（十）填写记录纸 B

未填写。

四、咨询效果

靶症状影响度由 6 分降到 1 分，属显效。

来访者反馈：移空咨询后，感觉颈椎、肩膀和双腿都很轻松，空境体验让他第一次感受到身心一致的协调感，愉悦放松，有种孩提时候的感受，很欣喜。

1 个月随访：来访者反馈平时下班时可以在班车上做自我移空，排遣一些工作上的负性情绪，但是针对整个工作环境还是力不从心。

半年随访：来访者反馈，他可以心平气和地和领导协商工作中的异议，领导也可以理解他的诉求，他内心较为踏实和平静。

五、个性化事件

从第一次三调放松时起，来访者双腿不停地抖动，直到象征物和承载物被移空后（进入空境）。

六、反思

1. 初始访谈不仅使来访者初步了解移空技术，而且建立起足够信任的咨访关系，为咨询取得显著效果奠定了基础。

2. 来访者足够放松，呈现出良好的具象思维，专注于操作，每一步都做得很到位。第一次三调放松靶症状影响度是 6 分，到了第二次三调放松影响度降为 3 分，直到象征物和承载物被移空（进入空境），影响度降为 1 分，充分体现了移空技术每个步骤都具备一定的疗效。

3. 本案例一开始确定的靶症状是头热、头胀，而存想象征物出来的是一件有汗臭味的孩子的花棉袄，虽然与靶症状不贴合，但这与来访者在报告工作中不敢向领导提出异议，时常感觉憋屈的感受非常贴合。可见来访者的身体感觉比头脑更了解他自己的感受。当在咨询中出现这种情况的时候，咨询师自己心里有数就可以。把花棉袄移动至空，来访者的整体感觉都出现了很大变化，颈椎、肩膀和双腿都很轻松，双腿也不再抖动了。

案例 7：惊恐·石头（陈敏）

女，39 岁，职业心理咨询师。前一天来访者带弟弟的孩子去商场游玩，突然发现孩子不见了，情绪崩溃持续到现在，想从该状态出来。靶症状是肩胛骨和背部的重，影响度前测 8 分。象征物是花岗石花纹的长方形大石头。承载物是木架子。移动到 330 米时看不见了，3000 米时心里不惦记这个事了，5000 米时到达空境。空境体验 2 分钟。后测 2 分，1 周随访 0 分。

一、来访者简况

来访者女性，39岁，职业心理咨询师。

来访者前一天带弟弟的孩子去商场游玩，上厕所的时候指定孩子在一个地方等，结果当来访者从厕所出来，发现孩子不见了，让孩子看着的一个袋子也不见了！孩子只有四五岁！当时来访者整个人感觉掉到了冰点，特别恐惧、恐慌、崩溃。来访者不断地叫孩子的名字，大概3分钟，听到了孩子说"我在这里"，原来孩子听来访者说要去刚才吃饭的店里开发票，就提着一袋子东西跑到那边去等了。来访者终于找到了孩子，但是情绪崩溃的感觉一直持续着，到今天做移空咨询前还在。

二、咨询背景

本次咨询是在一次移空技术工作坊（线上）的现场演示个案。来访者第一次学习移空技术，信任老师和移空技术并有一定的心理学知识，主动申请做来访者，想解决刚经历的孩子丢失事件带来的负性感受。

三、咨询过程

（一）三调放松

第一次三调放松，顺利。

（二）确定靶症状

三调放松后，咨询师询问来访者："现在说起恐惧时身体的哪个部位感觉最不舒服？"来访者又说起昨天发生的事，仍反应很大，不舒服主要在肩膀两边，就是颈部脊椎的两边，感觉很重很重，同时脚觉得轻飘飘的，是上身很重很重、下面很轻很轻的感觉。经询问肩背重的影响度有七八分。咨询师又仔细询问了脚轻和肩背重之间有没有关系，来访者说主要是上面重，影响到下面轻。最后确定此次移空处理的靶症状为恐惧时肩背重。影响度8分。

（三）存想象征物

咨询师继续让来访者仔细感受背重以引导出象征物。咨询师询问：

"肩胛骨两边重重的感觉，是压了一个东西？还是插了一个东西？它是一个什么样的感觉？"来访者说是压了一块大石头，一百七八十斤，长方形的，材质是花岗石，表面有花岗石的花纹。一整块石头就压在肩背的上面。

（四）存想承载物

存想承载物很顺利。承载物是个货柜拖车承载货柜的木架子。木架子土黄色，方方正正，很粗，长、宽、高都是 2 米，重量 200 斤以上。木架子是一块板一块板拼起来的，中间有空隙，空隙间隔 0.2 米。摸上去粗糙。

（五）填写记录纸 A

画图约 4 分钟，在画图过程中承载物由正方体变成了长方体。

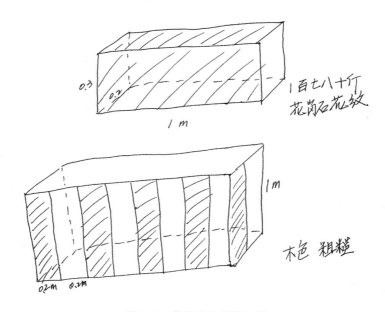

图 1-8　象征物和承载物图

（六）三调放松

第二次三调放松顺利。

（七）清洁与置放

跟随咨询师的引导，要将大石头从身体上取下来进行清洁时，来访者沉默了很久，皱着眉，表示石头太重，拿不动。咨询师指导来访者加做一次三调放松。随后来访者顺利取下石头。清洁大石头和木条架子后，咨询师询问是否需要加固。来访者表示需要放一些白色厚海绵进行填塞，感觉装得严严实实的，密封箱子之后，外面加一把锁锁好，还用粗粗的绳子绑结实。

（八）移动与空境

1. 初始移动

初始移动顺利。

2. 可见移动

无最佳距离。移动到 330 米时来访者表示就是一个小点，再往前就看不见了。

3. 超距移动

超距移动到 1000 米时，来访者看不见也感觉不到物体了，但心里还有惦记，继续移到 3000 米，心里也不惦记了。在 5000 米处停止移动。这时来访者满脸喜悦笑出了声，完全没有了移空前那种惊恐的失重感，空境体验 2 分钟。结束后来访者反馈说："我在那个时候，我在当下，就是全然的清空，很舒畅。本来感觉在移的时候好像天气不怎么样，整个人觉得好像很累、好重，但是后来越来越轻，天气越来越明朗，嗯，好像全世界都在跟你笑一样的感觉。就好像万里晴空的那一种，那种感觉就觉得好像一切都很舒服，很轻盈，很舒畅，在当下是这样子的一个全然的一种感觉！"咨询师让来访者"记住到达空境的这种美好的感觉，它对你日后非常有帮助"。

（九）移回与评估

未移回。再评估肩背重的影响度为 2 分。

（十）填写记录纸 B

未填写。

四、咨询效果

丢失孩子事件发生时，来访者感到极其崩溃，整个人跌落冰点。回想时有强烈的恐惧感。恐惧伴随的肩背重的影响度，前测评分为 8 分，移空咨询后评分降至 2 分，来访者自我感受很轻盈、很舒畅。咨询效果属临床显效。

1 周后随访，影响度 0 分。

五、个性化事件

1. 承载物在画图时由正方体变成了长方体。

2. 来访者将大石头从身体上取下来进行清理时感到很困难，加做一次三调放松。

3. 在移动置放了象征物的承载物到 5 千米的时候，来访者开始露出喜悦的笑，笑得很开心、很舒爽。

六、反思

咨询师能把握移空技术的思路，关注来访者在生活事件中的体验，不过多着力于生活事件，而是引导来访者回到当下的身体感受上，从而找准靶症状，移动至空，帮助来访者解决问题。

一开始来访者的感觉是整个人跌落冰点，丢失孩子的巨大恐惧造成的冰冷。而做了三调放松后，来访者感觉到肩胛骨处特别重。移空技术处理当下最强烈的感觉，三调放松后不觉得冰而是觉得重，就直接处理重。来访者又说到肩背重脚轻。咨询师敏锐地觉察到肩背重脚轻是一体的，跟来访者确认后，把肩背重作为靶症状，就找得很准了。由此可见，先做三调放松，确定靶症状更加精准。

刘天君老师在《心理空境可以作为心理治疗的目标》中论述："心理空境是一个无限宽阔的心理空间，治疗师引导来访者到达这个没有问题的地方，并未直接处理问题，而是把问题放到了更为广阔的背景之中，让它自然消亡。"这个案例中，来访者到达空境后说："越来越轻，天气越来越明朗，好像全世界都在跟你笑一样的感觉，就好像万里晴空的那一种，那种感觉就觉得好像一切都很舒服，很轻盈，很舒畅，在当下是这样子的一个全然的一种感觉！"移空技术是一项以引导心理空境为目标的心身治疗技术，"在临床上引导来访者到达心理空境，提供了一个可以疗愈各种心理障碍、放下各种心理问题的心理空间"，心理空境对多种心身症状有良好的治疗作用，可见移动至空的重要。

（本案例报告已在《心理咨询理论与实践》2022 年 3 月第 4 卷第 3 期发表，收入本书时略做修改）

第二章　叙述＋关键对话式案例报告

　　叙述＋关键对话式案例报告的撰写方式是在叙述式的基础上加上重点操作步骤的关键对话。此式案例报告旨在概览全局的基础上，原汁原味地呈现咨询过程中最精彩的部分，使读者了解该个案最有创造性、启发性的亮点。为避免篇幅过长，此式案例的叙述性内容通常会在不影响表述全局的情况下有所精简，有些步骤会十分简略。

　　重点操作步骤的关键对话常常是一次咨询的亮点甚至拐点，但也可能是难点。面对同一个靶症状，不同咨询师的提问可能引导出不同的象征物和承载物，但都有可能取得良效，每个咨询师的独特风格恰恰体现在这里。叙述＋关键对话式案例报告把个案最精彩部分咨访双方的对话完整呈现，从中可以体会不同的咨询师如何面对来访者进行有创造性的工作。

　　以下每一案例中的关键对话部分，"咨"代表咨询师，"访"代表来访者。由于要尽可能保留咨询师和来访者的对话原貌，因此行文中会出现语法错误、语词重复和语言逻辑不洽等情况，这是心理咨询时咨访对话的真实状态。

案例 *1*：无力感·雷锋帽（梁翀）

　　来访者男性，三十多岁，拥有 7 家教育机构的企业负责人。半年来睡眠不好，生活、工作都感觉无力，失去兴趣和动力。靶症状是无力感，影响度前测 6 分。象征物是头顶的带钢盔的雷锋帽，承载物是拜佛用的帆布袋子。移动到 220 米处东西看不见了。260 米处看不到、感觉不到、心里也没这事儿了，进入空境体验。影响度后测 0 分。

一、来访者简况

来访者男性，湖北人，三十多岁，新婚不久，皈依佛教，喜爱传统文化。自述父母不睦，从小跟随爷爷奶奶长大，个性敏感，后来练习武术想让自己变得强大，很早就开始创业奋斗，通过多年拼搏，现在事业有成。但是最近半年多，他感觉自己内心的力量越来越不够，睡不好，多梦，有时候感觉好像已经看透了人生，没有意义。他时时告诫自己要对家庭和事业有担当，但是越想拼命努力，身体状况和精神状态就越不好。疫情期间，生意也受到了一定的影响，看到熟悉的人生病死去，感觉一夜之间整个世界发生了变化。虽然在别人眼中很强大，其实觉得自己很孤单，没有了力量。他曾经学过各种心理学课程，但是一直不知道怎样才能解决自己的问题。来访者通过中国科学院心理研究所（简称中科院心理所）"新冠疫情创伤疗愈本土化心身支持公益项目"（项目编号：EOCX331008；中科院心理所伦理委员会审批号：H20006）预约到本次咨询。

二、咨询过程

（一）三调放松

来访者之前走了比较远的路，咨询师嘱其坐在稳定的凳子上，经调身、调息、调心之后，放松程度较好。

（二）确定靶症状

来访者说最想解决睡眠的问题，主要表现是睡前思绪很多，同时感觉自己的身体一直往下坠，没有力。说到这里时来访者发现，这种力量不足的感觉才是现在最大的困扰。来访者说："我以前是个工作狂人，可是现在工作带来的幸福感越来越少，所以感觉没劲。真正的问题应该是在这个地方！晚上之所以睡不着觉，有可能就是这种力量的缺失导致的。去医院也检查过，中医、西医都看了，说神经衰弱，吃六味地黄丸什么的。还是心气不足，浑浑噩噩的。经常是应该去做一件事情，可到临头的时候，发现全身都软又头晕……难道这是一种懒病吗？"

咨询师询问力量不足这种感觉有没有哪个时刻最明显，令来访者回忆起一个情境。

访：就是在昨天，我应该去管理部门交一个非常重要的资料，盼了很久的文件终于要批下来，原本是很开心的事情，但是我竟然迟迟不愿意动！我一个人待着，就是不愿意离开自己的办公室，连拿起这一张纸的申请书的力气都没有。内心也不断冒出各种念头：难道我本身就是一个懒惰的人？还是说我不适合做事业了？

咨：感觉自己连一张纸都拿不动，这个形容特别好，还有别的症状吗？

访：感觉需要吹电风扇或者趴到桌子上睡一下，就想窝在那，因为身体坐着坐着就会歪，越歪就越想再往下去。

咨：当时你觉得拿不动一张纸，这个"拿不动"，你觉得是什么原因导致的拿不动了？

访：就像这张白纸一样（来访者拿一张纸演示），我拿这张纸的时候，一拿，我的肩膀首先就一软。这一软，我也不知道怎么回事，突然感觉不想说话又不想动，这个文件我也不想再拿起来了，突然感觉一切都没有意义。拿这个纸去领文件回来，就意味着另外一种开始，又有新的因，结一个新的果，可是最终要得到一个什么样的结果呢？什么时候才是个头？没劲！我一直记着当时这个感觉，也引起了我的重视和警觉。

咨：这个"没劲"是可以作为靶症状来处理的，因为你觉得这是一个负性感受。有的人，就像葛优演的那个角色，他就觉得我每天"葛优瘫"瘫在那儿非常好，那个是他自己接受和认可的一个状态；但是"没劲"在你这儿就会成为一个负性感受。刚才我说打分，也不是说你这个症状有多严重，而是说这个症状带给你的干扰度是多少——对很多人来说，没劲就没劲，累了就去睡，不想干就不干；但是对你而言，没劲，干不了事情，这个症状带给你的负性感受可能会很强烈，干扰度分值很高。

访：对，您说对了，超过6分！吃饭都感觉懒得去吃！以前我喜欢开车、户外、游泳、跑步、打拳、看书……给自己排得满满的，每一件事我都觉得很有意思。现在什么都不愿意做，这是不是懒病发？

咨：明白你说的这种感觉，不过现在先不分析是什么原因，就把你的关注点放在当时"没劲"的感觉上。您再具体地描述一下当时是个什么样子，比如说觉得哪里最没劲？没劲儿的核心部位是哪儿？

访：你这么一说，我这种感觉立马就来了。感觉拿这个资料时，是沉肩坠肘去拿的，以前是拿了站起来就走，但是这一次是坐着就不愿意拿，拿了也不愿意起身。

咨：拿不动、起不了身，你觉得是哪个地方出了问题？可以再重复一下你拿纸的动作，本来你可以拿了站起来就走，那是什么东西或者哪里出了状况导致你现在完不成这一系列动作呢？

访：感觉全身都很重。

咨：全身都很重，哪里最重呢？

访：腿很重，手也很重，就好像是灌了铅似的。

咨：可以体会一下，像是灌了铅，在腿里吗？身体躯干部分、头和手都灌了铅吗？

访：头上就像戴着一个大棉帽的感觉。因为老有这种感觉，今天下午我还去把头发都剪了，两边剃得光光的，连头发都有一种好重的感觉，让我有一种很热很闷的感觉，所以两边全部给它剃了。拿这个纸的时候，觉得起身时需要撑一下桌子才行。

咨：整个身体都很重，最重的是哪儿？是头吗？

访：最重的是头，头很重。第二重是肩和肘。

（三）存想象征物

咨：你刚才说头上像是戴了个棉帽子，现在仔细感觉一下，是个帽子吗？

访：棉帽子。雷锋帽那种，两边好像还有耳朵的感觉。

咨：雷锋帽很重吗？

访：感觉起码有五六斤重。

咨：五六斤重。用什么材料做的这么重？

访：雷锋帽沾了水之后，上面再放一层铁，感觉像部队上那种钢盔，没完全戴到底，没贴到头，悬空的，就这么压着，所以感觉脖子这一块有点承受不起。

咨：里面是棉的外面是钢盔？

访：棉是带绒的那种，所以很热，外层有铁，并且是那种实心的铁块。

咨：钢盔你感觉它是什么形状的？发方还是发圆？

访：就像个椭圆形的实心铅球。脸旁边是雷锋帽的耳朵，带绒的，贴着脸，头顶上放了一个椭圆形的铁饼，实心的生铁，不是很大，但是顶上它就很重，而且它是悬空的，如果一偏带动我的重心就会不稳。只要这么一倒，就可以让你倒得更厉害；如果不倒，使劲顶着还能顶一会儿。

在细致地询问和描述之后确定：棉帽子是棕色的，内层是化纤的绒，已经被汗水浸湿，捂着额头、耳朵、后脑勺，感觉闷热得要出疹子。离开帽子悬空 1 厘米左右的上方才是铁饼。铁饼厚度 7 厘米，长轴 12 厘米，短轴 10 厘米。质地圆润，乌黑发亮，像是河里捡来的一种铁矿石，比一般的石头要沉，比较冷，脆性的，如果歪倒的时候掉落，就感觉会摔碎。

咨询师又询问棉帽子和铁饼两个之间是连着的还是可以分开的。来访者明确表示它俩就是设计在一起的。

（四）存想承载物

在细致地询问和描述之后确定：承载物是一个以前到普陀山去拜佛用的袋子。厚实的棕灰色帆布制成，黄色塑料拉链，长 50 厘米，宽 40 厘米，高 100 厘米（含背包带），袋子的正面绣一朵莲花和一个"佛"字。斜挎的长带子整个托着底，很结实。

来访者解释说："本来是不愿意扔掉的东西，对我有用的东西，还这么重。既然说要送给别人了，肯定也得拿一个拿得出手的袋子，装得比较稳当，我才会送给人。"

（五）填写记录纸 A

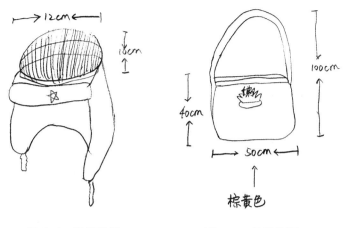

图 2-1　象征物图	图 2-2　承载物图

（六）三调放松

第二次做三调放松，顺利。

（七）清洁与置放

用酒精喷到抹布上擦拭铁盔，然后晾干。棉帽子用水洗完烘干，再晒一下。袋子是干净的，只用过一次，但是打开检查的时候倒出来一张购物清单，扔掉了。把帽子两个耳朵塞进去折成一个方形，再把铁盔压到帽子上。放到袋子里面刚好平整，拉链拉上之后鼓鼓的。

（八）移动与空境

1. 初始移动

初始移动，顺利。

2. 可见移动

移动到 1 米 –3 米 –5 米 –3 米 –1 米 – 眼前 –1 米 –5 米 –10 米 –20 米 –15 米 –30 米 –50 米 –40 米。

这时咨询师问，刚才从 1 米开始到 50 米这些距离里面，有没有觉得放在哪里特别舒服？来访者说是 30 米。移回到 30 米的地方，问来访者要不要再试一下 50 米？回答可以。然后又到 100–120–80–100–150，变成半个手指甲那么大。问来访者要不要再回到刚才说的 30 米？回答说不用了，希望再远一点。200米的地方变成一个黑点，220米看不见了。

3. 超距移动

从220米继续移动，到260米感觉不到了，并且觉得和自己没什么关系了。

咨：260的地方你还能感觉到它吗？

访：已经感觉不到了。感觉这个时候已经与我没什么关系了。

咨：你还想把它拿回来吗？

访：没有这个想法。

咨：不想拿回来了？

访：不想要了。

咨：在这儿停留几分钟，记住一下现在这个感觉。（几分钟后）头上很重的感觉还有几分？

访：没了。感觉是很轻松，有风！现在感觉自己能去水泥地上做几个空翻了！

咨：是吗？！

访：对。就是这个效果！

（九）移回与评估

没有移回。靶症状影响度后测为0分。

（十）填写记录纸B

未填写。

三、咨询效果

前测6分，后测0分。属临床痊愈。

来访者在本次咨询后的其他反馈："现在呼吸也均匀了，真的，一点都不热了，感觉很凉快，我这汗也收了都没有了！我现在感觉站起来，这个速度也快了，啪一下就上来。现在头部的感觉基本是0分，就感觉像洗了一个冷水脸的感觉。很清爽。"

20天后随访，无力感影响度仍为0分。来访者反馈："原来身体的沉重无力感消失了，同时我对工作的积极性提高了很多，好像又恢复了我以前的那种事业战斗力。对工作怀着一种期许与热情，对人际交往怀着一种主动与友爱，对家庭成员更有一种理解与包容，对饮食与锻炼的结合重新有了新的理解并愿意去改善自己，总之感觉有一种用不完的力量。在咨询之前因为我的下巴脱臼了而非常疼痛，但是自从我接受了移空咨询以后，我的疼痛感从 10 分降到了 2 分，基本上处于接近无症状的状态，迅速解除了我因为疼痛带来的不适感。对于这个结果，我感到非常神奇。"

四、个性化事件

1. 瞄准靶症状用时较长。

2. 构建承载物时，来访者说不舍得扔掉（帽子），想送给别人，移动过程中决定不要了。

五、反思

1. 找准靶症状是本案的关键。做完三调放松之后，来访者说最想解决睡眠的问题。于是讨论失眠时的症状，发现睡前思绪多的时候，身体的感受是没有力。聚焦在"没有力量"这个症状之后，又试着带回到最近一次明显感受"没劲"的情境之中，充分回忆和体会之后，才发现头部的沉重感是当下最需要处理的靶症状。这段沟通用时 30 分钟左右，咨询师先抓住来访者说的"没劲"，通过进一步沟通，发现"头部沉重"这个症状是没劲的根源。因此要找准靶症状，应该把握好这几点：找感受而不是事件；最好是纯粹的负性感受；"没"什么的根源，很可能是"有"什么。

本案例用移空技术处理完头部沉重的症状之后，来访者下巴的不适感也消失了，这恰好印证了我们选择"头部沉重"作为靶症状和切入点是准确的，头部沉重带来的"没劲"既是生理的也是心理的，甚至还有脱臼这么明显的躯体化表征。移空技术不仅解决了无力感，而且也解决了下巴脱臼的疼痛症状。

2. 本案例中象征物的特点很好地表达了靶症状。既反映了生理上的沉、闷、热、不稳，也反映了心理上的压抑、烦躁、不安等，既准确又简明，这个物象就是来访者的感知觉本身。并且在咨询过程中，来访者能及时反馈他当下的感受和意愿，表述很清晰，因此咨询师就有机会做出应机的判断和适时的引导。

3.本案例咨询师把握住了移空思路，移动至空。找靶症状时来访者说了很多生活事件，还老问他是不是有懒病，咨询师不接茬，而是抓住和感受有关系的只言片语去追问。

象征物是棉帽子上面加个铁饼，咨询师特别确认了一下它们两个是否相连。来访者明确表示它俩就是这样设计在一起的，咨询师又追问："待会儿把它们取下来的话，你觉得它俩是应该装到一个容器里还是应该分开装？"来访者表示："应该是放到一起。"认真审视象征物的准确程度，是因为移空技术要求象征物清晰单一，和事件分离得足够清楚。

构建承载物时，来访者说不舍得扔掉，想送给别人。咨询师初步推测可能会有最佳距离。但不管如何，要先找承载物和移动，就安慰和鼓励他说："如果你还是打算送人，可以选择在移动步骤完成之后，最后一个环节决定把它拿回来。"经过这番解释，来访者比较笃定地开始了移动，并且在逐渐移远的时候表示还希望更远一些，一直移动到看不见也感觉不到，丝毫不想拿回来了。虽然要来访者其实是比较强势的性格，家里家外都说了算，自己也说"在外人眼中我是很强大、很厉害、没有问题的"。在移空的过程中，虽然以来访者的福祉为先，但这并不等同于一味顺从来访者。"到空"是目标，"空境体验"是起效的关键，牢牢把握住这一点，在操作过程中遇到障碍时咨询师对目标不偏离不放弃，而是想方设法地去和来访者沟通。咨询师温和、灵活但又坚定的态度带动了原本强势的来访者。

（本案例报告获中科院心理所"新冠疫情创伤疗愈本土化心身支持公益项目"支持。已在《心理咨询理论与实践》2021年4月第3卷第4期发表，收入本书时略做修改）

案例 *2*：烧伤的疼痛·鬃毛〔龚琳轩〕

来访者女性，30 岁左右。意外遭遇汽油烧伤，全身烧伤面积达 97%，正在住院治疗，想解决后背创面疼痛。靶症状是后背创面的疼痛，影响度前测 7 分。象征物是一大片白色鬃毛，承载物是一个塑料盒。移动超过 75 米处，东西看不见了。移动至 2000 米进入空境体验。影响度后测 1 分。

一、来访者简况

来访者女性，30 岁左右，是一位全身烧伤面积达 97% 的患者。求助时，来访者正在医院住院治疗，希望能通过移空技术减轻当下后背的外伤疼痛。因来访者烧伤面积过大，尤其是双手和头面部严重损伤，无法自主与咨询师进行地面或视频咨询，后经与其家属商议决定，组建临时微信群，其家属在群内用语音电话协助完成移空咨询。

本案例共咨询两次：第一次为初始访谈；次日进行第二次咨询，用移空技术处理外伤疼痛。

二、初始访谈

通过初始访谈，来访者对移空技术和咨询师的认可度较高，咨访关系建立良好。

来访者生存意愿强烈，虽然说话声音很小，有些虚弱，但意识清楚，言语表达无碍，感受性良好。

来访者提出明确目标：想减轻或消除身上的外伤疼痛，以及自己对疼痛的恐惧。咨询师评估来访者不属心理危机状态，其症状适宜用移空技术处理。

初始访谈的最后，咨询师向来访者简要介绍了移空技术，在讲解知情同意书后，与来访者约定了下次咨询时间为第二天下午。

三、咨询过程

（一）三调放松

因为来访者全身受伤严重，故三调放松前，咨询师与来访者沟通了做三调放松的注意事项。咨询师跟来访者说：做三调放松时要以自己能够接受的放松程度来操作。咨询师说完指令后，来访者要自主把控整个放松过程。

咨询师嘱来访者，本次学会三调放松后，可每日练习，如再疼痛时，可用三调放松来缓解当下的疼痛。

咨：行，现在我先跟你说怎么做，然后你自己抻着点儿劲做。

访：好。

咨：先第一步先调身，调身就是你尽可能地把身体放松，感觉肌肉、细胞、骨骼都在放松。要注意，放松是要让你感到舒服，不要使劲，轻柔地调节身体……你放松一下试试，感觉怎么样？

访：可以，躺着可以。

咨：好，可以放松是吧。特别好。什么都不干了才是最放松的状态，但凡你干点啥，它都放松不了，你试试，完全放下，什么都不干。

访：嗯。

（约 3 分钟后）

访：可以了。

三调放松约用时 3 分钟。因不能看见来访者，只能从声音上判断效果。来访者在三调放松后，声音比放松前更舒缓、清晰、有力了。

（二）确定靶症状

三调放松后，来访者说要处理后背的疼痛，疼痛对其造成的负性影响为 7 分。

（三）存想象征物

存想象征物时，咨询师问来访者，当下后背是否有最疼痛的区域。来访者说最疼的地方位于左肩胛骨处，面积约有一手掌大。在存想过程中，象征物的面积扩大为整个后背。

咨询师问来访者后背是扎着疼，还是灼烧着疼。来访者果断地说是扎着疼，并描述其疼痛像是被很多密集的鬃毛扎着造成的。

咨：这一片是扎着疼、灼烧着疼？还是其他哪种疼？

访：扎着疼。

咨：是什么扎在那里？

访：我感觉不像针扎那么厉害，但是也像比较干巴巴的，感觉是很硬的东西，就是躺在了很硬的东西上。

咨：很硬，很密集吗？

访：对对对，很密集的那种，还是感觉扎，是细细的那种扎。

咨：是里头有东西向外扎着，还是说有东西从外面向里扎着？

访：从外面向里扎着。

最终存想出的象征物是一大片白色的鬃毛，面积长 50 厘米、宽 30 厘米，鬃毛长度 2～3 毫米，温度低于体温，20℃多。

象征物存想完成后，在存想状态下，来访者将后背的象征物揭起取下，并卷成了一个直径 13 厘米、重 150 克的白色球体。

（四）存想承载物

来访者取下象征物后，想不出来用什么来做承载物。咨询师指导来访者稍事放松后，来访者顺利存想了一个白色透明的塑料盒作为承载物。盒子长 15 厘米，宽 35 厘米，高 15 厘米，重 200 克，盒子盖自带卡扣。

（五）填写记录纸 A

来访者因双手烧伤，无法书写，因此省去了画图环节。

（六）三调放松

动态作业前的三调放松顺利。来访者放松了约 2 分钟，放松后声音听起来清亮了一些。

（七）清洁与置放

在此步骤，咨询师先指导来访者对象征物和承载物分别进行全方位检查和清理。在来访者说承载物很干净不需要清理时，咨询师告知来访者，清理是个治疗步骤，即使承载物很干净，也要用自己想用的方式全方位无死角地清理一遍。来访者非常配合，认真地做了清理工作。检查、清理后，来访者将象征物放入承载物，并用透明宽胶带进行加固。

（八）移动与空境

在确认来访者已经准备好后，咨询师指导来访者将装有象征物的承载物放在眼前，闭上眼睛，在视线的正前方进行直线移动。可见移动时，来访者反馈向远移有点吃力，但向远移有轻松感。

问其向远移感到吃力的原因，来访者说对距离的判断有点费力。咨询师告知来访者，心理距离不必和客观距离一样精确，自己感觉大约是那么远就行。同时，咨询师指导来访者，在移动时心身要放松，不可使劲，只轻用意念使工作对象移动即可。此后移动均很顺利。

答：这几次移动有没有感觉放在哪儿最舒服？还是越远越舒服？

访：感觉往远放有点吃力，感觉中间5米……（信号影响，后面来访者的声音听着不太清晰）

答：往远移累。然后心情上感觉舒服不舒服？

访：嗯，往远好一些。

答：你刚说5米后面我没听太清，你觉得在那儿吃力是吧？

访：对。

答：你说一下，你感到吃力是怎么了？

访：我感觉它一远，我就要目测它的距离，我看它好像都会累一点。

答：哦，你要目测判断它是不是在5米？

访：对。

答：是这样，因为心理距离上的移动，你感觉大概齐有个5米就成，不用跟现实距离一样，也不用特别精确。然后移动的时候，轻用意念让它走就行，你再试试。

访：嗯，好的。

本次移动无最佳距离，最远距离75米，移动至2000米时来访者表示感觉移动物已经不存在了，心里也不惦记了。咨询师让来访者在此待一会儿，记住这个感受。来访者空境体验约1分钟，之后反馈后背不怎么疼了，影响分下降到了1分，这1分是担心以后还会疼。

答：感觉它还在不？

访：看是看不见了，好像还在……

答：感觉它还在哈，移到你感觉它不在的时候，你告诉我一下啊。现在移到1000米。

访：嗯。

答：1500米。

访：嗯。

答：2000米。

访：不在了。

答：那你心里还惦记吗？

访：不惦记了。

答：那行，你就在这个什么都没有的感觉里待一会儿，待到有念头出来你就睁开眼睛。我在这儿等你，不着急啊。

（空境体验50秒）

访：嗯，好了。

（九）移回与评估

答：现在想把它移回来吗？

访：不想移回来。

答：好的，你现在感觉一下，后背感觉好点没？

访：好多了。

答：好多了，还扎不？

访：没有那么扎了。

答：刚才做之前这个疼痛对你造成的负性影响是7分，现在还有几分？

访：1分吧。

答：1分，这1分是什么呢？

访：还有一点点感觉吧。

答：哦，还有一点点感觉。是啥样的感觉？

访：我就担心它会不会再扎着疼。

咨：哦，你就是担心它会再扎着疼。好多人第一次做移空会觉得怎么就没有了呢，会担心它会不会再回来，这很正常。你现在感觉心情上，情绪上感觉有没有跟做之前有什么变化？

访：感觉挺神奇的，轻松了一些，还真不疼了。

来访者声音提高，语气里透着喜悦，精神比较好。

四、咨询效果

本次移空咨询疗效显著，来访者后背的疼痛基本消失，影响分从7分下降至1分。1周后随访时，来访者反馈疼痛对其影响度为0分，疗效很稳定。

来访者说在移空咨询后感到情绪一直很稳定，很愿意配合医生的治疗。

咨询后，其家属也多次主动在微信中给咨询师语音留言，说这次移空咨询对来访者住院期间的治疗和恢复帮助都很大。因为在移空咨询后，来访者对手术、换药的疼痛不再感到恐惧和焦虑，后期在医院配合治疗良好，目前已出院。出院后，来访者和其家属多次向咨询师表达谢意，感谢移空技术帮助他们度过了人生中最困难的时刻。

五、个性化事件

1. 来访者烧伤住院卧床，每天只有1小时是躺着的，咨询时间约在了来访者可以躺着的那1小时。在家属的帮助下，用微信语音电话完成咨询。

2. 在可见移动时向远移有点费力。

3. 移空咨询完成后，来访者在揭下象征物的环节已经不疼了。

访：我跟您说，其实我在做这个过程当中，我把它揭下来它就变成一个球形嘛，我把球拿在手里以后，我有偷偷地关注后背的感受，那会儿感觉真的摘下来疼就没有了。这个过程当中就不扎着疼了。

咨：是吧？

访：嗯，我又赶紧让意念又回来了，意念赶紧回来跟着您接着做。这中间我有偷偷地去感受。

咨：嗯，这是可以的，中途可以去感受的，如果你想去感受，你可以告诉我，这是可以的。移空技术没有那么多限制，就跟玩游戏一样，你感觉特别轻松特别好玩就挺好。

六、反思

1. 本次的靶症状是疼痛，移空之后来访者的疼痛消失了，对疼痛的恐惧也消失了。咨询师发现，来访者在具象疼痛的象征物时，象征物面积扩大且温度很低。恐惧时身体会发冷，很可能来访者在具象疼痛的象征物时也同时表达了对疼痛的恐惧。因此，本次移空不仅消除了疼痛的症状，也消除了对疼痛的恐惧。

2. 通过本次咨询，咨询师对移空技术处理外伤性疼痛的疗效有了一定的把握。此后多次将移空技术应用于外伤性、生理性疼痛，均取得显效以上的疗效。这说明，移空技术对于生理性疼痛也有较为理想的缓解、消除作用。需要注意的是，运用移空技术处理疼痛等生理性症状，咨询师需提醒来访者无论效果如何，咨询后要去医院做相关检查。本案例的来访者正在住院治疗，故没有特别叮嘱。

3. 本案例在来访者只能躺着的情况下，咨询师在家属的帮助下，用微信语音电话完成移空咨询，效果很好。可见移空技术的适用面广。

（本案例报告已在《心理咨询理论与实践》2022年8月第4卷第8期发表，收入本书时略做修改）

案例 3：焦虑·石头（王颖香）

来访者女性，三十多岁，职员。因孩子写作业不认真而焦虑。靶症状为焦虑，影响度前测8分。象征物是石头，承载物是购物车。移动到30米处，东西看不见了。移动到100亿米之外，进入空境体验。影响度后测1分。

一、来访者简况

来访者女性，三十多岁，本科学历，职员，某家长培训机构的学员，学习过合理情绪疗法和亲子沟通技巧。

来访者有两个孩子，大女儿上小学二年级，小儿子上幼儿园。一般由来访者负责辅导大女儿写家庭作业，丈夫负责带小儿子。近期来访者发现女儿写作业不认真，注意力分散，且家庭作业特别多，女儿自己也着急，有时情绪激动还撕作业。来访者因此大声呵斥女儿，连她丈夫都发现来访者情绪过激，来访者自述可能是她自己焦虑了。

二、咨询背景

来访者是咨询师所在家长培训机构的学员，与咨询师原为师生关系，对咨询师很信任，故未单独做初始访谈。咨询的前10分钟，了解来访者的基本情况、家庭情况及重要生活事件；了解来访者的诉求，跟来访者商定咨询目标；交代相关设置；征得来访者口头知情同意；观察与评估来访者是否适合应用移空技术；向来访者简要介绍移空技术，并告知来访者接下来用移空技术处理负性情绪，说明先处理负性情绪的必要性，即来访者把她自己的心身状态调整好，才能更有效地辅导孩子作业。来访者表示愿意做移空，于是开始进入移空咨询。

三、咨询过程

（一）三调放松
持续3分钟。

（二）确定靶症状
焦虑，影响度8分。

（三）存想象征物
答：焦虑上来时，当时那个感受是什么呢？那个焦虑像个什么东西呢？在身体上哪块有感觉呢？

访：感觉就是从胃一直往头上窜的那个感觉。

答：噢，从胃那个部位一直往上窜，像什么东西在窜呢？像一个什么东西在窜……也是一样的……也是那种感觉？

访：嗯，像个石头。

答：像个石头，是在哪儿？是在胃里？

访：对，在胃里嗖一下就飞上来了，然后就窜到头那个感觉，然后直接就说出来了。

答：你那石头还能跑呢？能往上蹦？

访：往上蹦就是很大的一块。

答：你看有多大？

访：感觉能占半个身那么大。

答：哦，这个感觉，那么大。你描绘它是什么形状？

访：长方形。

答：长方形，多高多宽多长。多高？

访：我觉得，得有 40 厘米吧，高。

答：高，40 厘米。宽呢？

访：宽得有 20 厘米吧。

答：宽 20 厘米。长方形，高 40 厘米，宽 20 厘米。

访：差不多，占据你的这个感觉。感觉就是从这儿到这儿直接上来。

答：一直上来，厚度能有多少？

访：厚度至少得有 10 厘米厚。

答：哦，40 厘米高，20 厘米宽，10 厘米厚，能有多重啊？

访：那估计得有……当时的感觉……我觉得有 10 斤以内吧，就是很沉很沉。

答：嗯，10 斤。什么样的石头呢？什么材料的？表面光滑吗？

访：不光滑。

答：是一个什么颜色的？

访：黑色的……嗯，青灰色。

答：青灰色，那个表面是不光滑的？

访：对。

咨：哦，10 斤重，有温度吗？

访：没有。

咨：哦，没有温度，10 斤重，青灰色，实心空心啊？

访：实心。

咨：噢，这么大一大块啊，长方形，唉呀，整得一大块啊，这么大一块啊。

访：噢，是的，对对。

（四）存想承载物

咨：那要是得拿出来，给它放到一个东西装起来，一会咱们要搬走，那放什么东西装？

访：购物车就可以。

咨：放什么？

访：购物车。

咨：超市里的购物车啊，嗯嗯，你那个购物车是多大尺寸的，那个购物车大小尺寸也不一样，那个大概就是有多高？

访：嗯，就类似于家乐福啊那种购物车就行。

咨：是。那个能有多高呢？你刚才那石头是 40 对吧？它要装石头，它能有多高？

访：它得有 1 米高吧。

咨：你那车它还带放包什么的那个板吗？是那个挡板吗？带不带？

访：那是不用带的啊。

咨：不用带，就是一个购物车，它那个形状呢？车的形状。

访：嗯，也是长方形。

咨：是方的？还是那种有的车不是梯形吗？

访：啊，对，就梯形的。

咨：是梯形的那种啊，它那个把手……那个推着……那个把手是什么颜色？

访：红色。

咨：就是红色。你那个小车那个轮，有的轮我记得有超市车轮不好使，你那个轮溜不？

访：好使。

咨：你那个挺好使的啊，那个万向轮我记得有的车的万向轮可不方便了。

访：对，好使。

咨：那挺好，你那个挺好使。你那个车重不重？你觉得能有多少斤？

访：嗯，我觉得我还说不太好，我觉着……没拿那个推过。

（五）填写记录纸 A

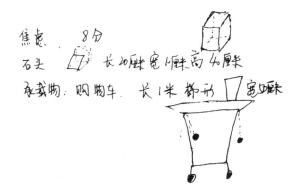

图 2-3　象征物和承载物图

（六）三调放松

来访者做了 15 分钟三调放松之后主动与咨询师交流感受。

咨：什么感觉？做得真好，稳稳当当的。

访：我跟您说下感受吧。

咨：说吧。

访：在最开始的时候，在呼气排空杂念的时候，排完之后我就感觉我的身体到这儿是堵着的，您能明白吗？就是下不去，就只能到这儿了。

咨：嗯。

访：后来好像一点点通开了那个感觉，就像是刚开始露出一条缝，然后一点点一点点变宽、变宽、变宽，然后我能看到我的腿那个空旷的那个感觉。

咨：嗯。

访：嗯。然后那个时候又能听到外面的那个鸟叫，当时那个感觉特别的好。

咨：哦，所以就想在里面待着不出来了？

访：哈哈。

咨：哈哈，特别好啊，好，那我们还用继续不？

访：继续还是这样吗？

咨：不是，我们要接下来做移动，你现在要是给你那个就是比如说又遇到这样的事件了那个 8 分的焦虑……

访：3 分。

咨：哦，现在就 3 分了。

（七）清洁与置放

来访者在心理空间内顺利完成象征物的分离和清理，并将其放置承载物内且加固。

（八）移动与空境

移动过程顺利，最远距离是 20 米，无最佳距离，心理空境是 100 亿米。移动过程摘录如下。

1. 初始移动

咨：我们接下来要移动了，在你视野的正前方移动，不管两边的景色，出现山河湖海都不考虑它，听我的指令，我说移到哪儿，到能看清楚在那儿了，就说好吧或你就点个头，行吧？

访：嗯。

咨：先把装着石头的这个购物车放到眼前，能看清楚吗？

访：能。

咨：向前移动 1 米，看得见吗？

访：嗯。

答：3 米。

访：嗯。

答：5 米。

访：嗯。

答：10 米。

访：能。

答：回到 5 米。

访：嗯。

答：回到 1 米。

访：（点头）

答：回到眼前。

访：（点头）

答：有变化吗？你看着它。

访：没有。

2. 可见移动

答：好，我们继续啊，5 米。

访：嗯。

答：10 米。

访：（点头）

答：5 米。

访：嗯。

答：10 米。

访：嗯。

答：20。

访：（点头）

答：30。

访：（摇头）

答：30 看不见了？你觉得刚才在这个距离里面哪个是最后一个能看见它再往前就看不见了，是哪个距离？

访：20。

咨：20 是一个什么样的？

访：20 是一个稍微小一点的。

咨：小一点还是车吗？

访：是一个轮框。

咨：是个框啊，20 再往前就看不见了吗？

访：对，那到 30 了是吗？

访：对，30 那就看不见了。

咨：你在 20 以里这个移动过程中，有没有哪个地方就想放在那，不想移动的就挺舒服？

访：没有。

咨：那我们继续啊，30。

访：看不清了。

3. 超距移动

咨：你看不见了，是否感觉它还在那个地方？

访：对对。

咨：好，那我们继续啊，50。

访：（点头）

咨：还有感觉吗？

访：有。

咨：100。

访：有。

咨：1000。

访：有。

咨：1 万。

访：有。

咨：10 万。

访：变小了。

咨：变小了吗，你是看见它了吗？

访：不是，是感觉它小了。

咨：嗯，是感觉它小了。好，那100万。

访：感觉也变小了。

咨：500万。

访：还有感觉。

咨：1000万？

访：还有。

咨：那1个亿？

访：好像是一张纸的那个厚度。

咨：还是有的，是吗？

访：嗯。

咨：那咱继续往前，1公里？

访：它又回来了是吗？

咨：1公里是小的哈（咨询师距离指令有误）。哈哈，它能回来吗？

访：不能。

咨：不能回来哈。那你想到什么距离去，你觉得到什么距离它就没有了？

访：看不见的地方。

咨：嗯，那你估计能是多少距离？

访：10个亿。

咨：好，你在10个亿的那个地方待一会儿，感觉感觉，看不见了，还能感觉到吗？

访：我感觉那个感觉恍恍惚惚。

咨：恍恍惚惚的，要是100亿呢？到100亿了吗？

访：感觉就也不知道100亿有多远，但是就感觉很远很远，但是心里好像还有那么一点点。

咨：一点点哈，你如果这会儿再打个分呢？

访：应该是2分。

咨：2分啊，希望它回来吗？

访：不希望了。

答：不希望了哈。那你还想要再远找到一个完全没有的感觉吗？还想吗？

访：我再试试，再试试。（继续尝试）……可以了。

答：到哪了？

访：我也不知道是多远。

答：你也不知道是多远。什么感觉？没感觉了？

访：就是把那个东西推走了之后，然后我那个就像是一片空地一样，什么都没有了。

答：那看不见了，也没有感觉了，这件事都没了？

访：对，一片空地，不像刚才还有就像一张纸的那个厚度的那个感觉也没了。

答：嗯，那这会要打分呢？

访：1分。

（九）移回与评估

未移回。影响度1分。

（十）填写记录纸B

未填写。

四、咨询效果

由前测8分降到后测1分，显效。

来访者第二次三调放松时体验到以前从来没有过的感觉，感觉身体是通了，觉得生活特别美好。来访者评价移空技术的疗效是立竿见影。1周和1个月分别对来访者进行了随访，靶症状的影响度均为0分，来访者表示出现了幸福感。辅导孩子家庭作业时，来访者的状态有了很大的变化，感到轻松舒服，对孩子包容，看问题角度变化很大，换个角度辅导家庭作业，孩子更接受，化解了以往崩溃状态。孩子的状态更放松，更自律。

五、个性化事件

1. 第二次三调放松做了 15 分钟。

2. 在移动过程当中，来访者具象思维充分，主动性强。

六、反思

1. 移空技术 10 个操作步骤中三调放松占了 2 个，足见它的重要。在临床咨询过程中，三调放松还可增加次数。本案来访者在第二次三调放松时用时 15 分钟，咨询师没有打断，而是让来访者持续放松。三调放松后来访者反馈感觉很好，"身体原来是堵得像个管道一样"，做三调放松慢慢变宽变通，靶症状的影响度也降到 3 分。移空咨询后，咨询师把三调放松作为家庭作业布置给来访者，以巩固咨询效果。1 周随访和 1 个月随访，影响度均为 0 分。

2. 本案咨询师和来访者由师生关系转入咨访关系，由于移空技术可以不过多询问隐私，在双重关系下咨询师仍可以工作。不过，咨询师提醒自己可利用前期关系的信任基础，但应注意把握建立移空技术的、咨询师有一定权威的合作关系。

3. 移动在 20 米剩一个小点，30 米看不见了；之后一直移到 1 亿米的距离，来访者还感觉有一张纸的厚度，足见亲子关系的纽带很强。1 周随访和 1 个月随访影响度为 0 分；来访者产生了很大的变化，看问题的角度也变了，情绪和状态从之前焦虑、崩溃到轻松、舒服，对孩子包容，感觉到幸福，孩子也更放松、更自律。可见移空技术可以改变一个人的内在状态，会改变她看问题的角度、处理事情的方式，进而改变亲子关系、家庭氛围。

案例 *4*：恐惧·章鱼（殷晓寒）

来访者女性，29 岁，自由职业者。经常想到一些事情就感到恐惧、恶心，有时候还会做梦被吓醒，希望摆脱这种困扰。靶症状为恐惧情绪，影响度前测 10 分。象征物是吸在身体里的章鱼，承载物是棺材。移动到 100 米处，东西看不见了。3 万米处，进入空境体验。影响度后测 0 分。

一、来访者简况

来访者女性，29 岁，自由职业者。是南京心由坊抗洪抗疫公益心理援助的来访者，之前体验过移空技术，自己也看过心理学方面的一些书籍。主诉经常想到一些事情就感到恐惧、恶心，有时候还会做梦被吓醒，感到窒息，希望摆脱困扰。

二、咨询过程

本次是公益心理援助的第 3 次咨询，前两次的移空咨询每次针对一个靶症状，之间没有直接的关联，以下重点呈现第 3 次移空咨询过程。咨询形式为网络视频。

（一）三调放松

来访者基本能够达到安静的状态。

（二）确定靶症状

来访者很快确定靶症状为恐惧情绪，问题影响度 7 ～ 8 分，严重时有 10 分。

答：今天想处理什么问题？

访：这个问题我没有办法描述，我能描述那个东西。之所以想到它，就是刚才我在深呼吸当中能感受到这个东西的变化。它是一个多脚、多腿的动物。

答：我想问一下啊，你想到这个问题的时候，你的情绪是什么样子？

访：恐惧。

答：你觉得这个恐惧对你的影响度有多大？

访：刚开始应该是会有七八分吧，如果是在我刚梦到这些东西的时候，那个时候的状态严重得有 10 分，就是会吓醒、会窒息了。

答：哦。你觉得恐惧？你就想到了这样的一个动物，是吗？

访：嗯。恐惧同时又恶心，厌恶吧，就是因为它在我的身体里。

答：在你身体的什么部位啊？

访：全身。就是头颅以下，腿以上这个部位吧。

答：头以下腿以上，是吗？

访：对。

答：就是你躯干部分了。

（三）存想象征物

访：像个八爪鱼吸在我的身体里一样，它会吸我的血和肉和精力。但是有时候会像蜘蛛。不是普通的蜘蛛，我之所以叫它蜘蛛，是因为它有一个大脑袋，然后好多只脚。它脚好长啊，好像能够吸到我全身，像血管一样，但是不像真正的蜘蛛——用脚爬的那种；它不是，它是转着圈的，更像章鱼，就是头在上面，脚在下面，然后腿很长，还是软的，像蛇一样盘着你。

答：哦，这个东西是现实中不存在的一种动物，是吗？

访：对，但是我会经常梦到它。

答：你会梦到它？

访：前天我还梦到了哦。

答：呃，腿很长，有一个头，很大。然后还有什么特征吗？

访：我前天梦到的时候，它就是一只章鱼的样子，就是黏黏哒哒的。但是很有力量。

答：哦。那么现在呢？你想到它的时候，它是什么样的形象？

访：章鱼。

答：现在我们俩正在聊的这个当下，像章鱼是吗？

访：对。

经询问，象征物章鱼的颜色为白粉色，长度有 2 米，宽度有 1 米。腿上有吸盘，灰粉色斑斑驳驳的，摸上去有很多黏液，粘手。黏液能看出是透明的泡沫，有很浓烈的血腥味儿。温度有点凉。是已经很老的章鱼。

答：重不重？感觉一下？

访：这个我没有感觉，感觉不到。在梦中的时候，它会一直缠缠缠，直到我倒下，瘫在地上，动不了为止。那个时候因为在地上，就感觉不到它是不是很重，它是缠全身嘛。但是刚才呼吸的时候和此时此刻，它是在我的后面，就是从后面缠的，缠在肉里面。现在就是感觉像拿它的触角在搅我的内脏，然后就很恶心，有点想吐。一直都没有感觉，我不知道现在它有多重，感觉不到。

（四）存想承载物

承载物是一个黑色的棺材，4 米长，1.5 ～ 2 米宽，1.2 米高，800 斤重。里面衬着青绿色的针织布。棺材的正面有点掉漆，整个棺材摸起来有点毛糙，有股臭味。

答：如果让你把它放在一个东西里面，你觉得用什么东西能装它？

访：我脑中想法是棺材。但是后来我又一想，这个好像是我对你的回答，这不是我印象中的。我再想想……

答：嗯，感觉一下。

访：嗯。但我直觉就是棺材，就是你一说，然后我马上想回答的就是棺材。

答：那就按照这个来呗，按照第一印象来，其实第一印象感觉是最准的。

访：那就棺材。

答：好。那棺材有多大呀？

访：挺大的。大概有 4 米多长吧，然后宽的话大概 1.5 到 2 米之间。

答：高呢？

访：高的话也有 1.2 米差不多。

答：什么颜色？

访：黑色。

答：然后它里面呢？也是黑色吗？

访：根据我的感觉呢，就是它本来就是装死人的，所以应该是垫着东西的。

答：嗯。什么东西？

访：布。

答：嗯，是常见的那种棉布吗？

访：正面是那种针织的，背面是毛毛的，那种布吧。有点硬，就是不软的那种。就是看起来蛮精致，但其实很劣质的那种布。正面很光，背面很糙的那种布，好大一张，叠在里面的，叠了四层。颜色从一开始就看到这个颜色是青绿色。

答：嗯，那个棺材，它是什么材料做的？

访：实木的吧。一般是啥材料？

答：还是根据自己的感觉来。

访：一个很重很重的木头。

答：那说说重量吧，你说它很重，那个棺材有多重啊？

访：八个人能抬动，我觉得。

答：800 斤？

访：差不多吧。

答：嗯，那是挺重的。棺材有盖儿吗？

访：有。盖儿也很重。

答：盖儿也是木头的，是吗？

访：嗯啊。

答：棺材外表刷了一层漆吗？还是？

访：黑漆。

答：黑漆啊。

访：它应该刷了好几层，最后刷了一层黑。它有点像古代的那种棺材。

答：嗯，就是一头斜的，一头平的那种。

访：对。但是没有任何的花纹。

答：啊，有字儿吗？

访：没有。有时候我会觉得它的正面掉了一点漆，然后把里边的木头显出来。有可能是你问我它是什么材质的，然后我就觉得它应该是木头的，所以我好像扒出来一点看看，就有点掉漆。

咨：正面是吗？棺材迎头的那面是吗？

访：对。

咨：嗯。那它里面的木头是什么颜色的？

访：黑色。

咨：好的。棺材下面有没有座啊？

访：没有座。

咨：摸上去什么感觉？光滑的还是有点毛糙？

访：有点毛糙。

咨：有没有味道？

访：有臭味儿。好臭啊。

（五）填写记录纸 A

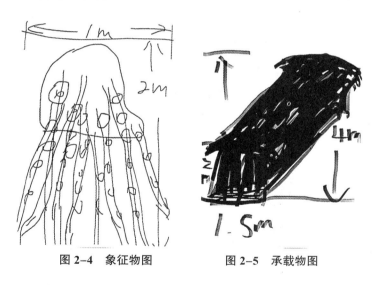

图 2-4　象征物图　　　　图 2-5　承载物图

（六）三调放松

未做。因观察到来访者处于具象状态之中，可以顺势转到动态操作过程，故没有做三调放松。

（七）清洁与置放

引导来访者将象征物章鱼装到承载物棺材时，来访者感到矛盾，既很想杀死章鱼，又很想让它活着，后将章鱼冬眠。因章鱼的脚特别有力量，且缠在来访者身上，较难从身体取下。后来来访者还是想出办法取下章鱼，并顺利放进棺材。

咨：待会儿呢，我们就要把章鱼装到棺材里面。你觉得放在里面它会不会跑出来啊？

访：跑出来的可能性不太大，因为它那个脚并没有办法顶开那么重的盖子，但是我有点担心会不会闷死了。就是钉子钉得太紧。我会觉得那个水银啊，还有煤油，封在那儿，就觉得没有空气了，那它怎么办？就会有点担心。就想打几个孔，还能让它呼吸。

咨：哦。可以啊。只要它不出来，不影响移动就行了。你觉得呢？

访：但是我又觉得很矛盾，我很想杀死它，然后又很想让它活着，它死了我会非常难受。但是它活着吧，我又很恐惧，我觉得它还会出来。然后最好的处理办法我觉得是让它既不死，又没有活着，就是把它冬眠了。如果把它装在一个这么黑暗的空间里面，我会觉得我在虐待它。我杀死它也是一种虐待……我还是把它冬眠了。

咨：嗯。冬眠不是挺好的办法嘛。

访：但是除了我不会有人再把它唤醒。然后它会很孤单……（沉默）但是说白了，我现在觉得打孔的方式比较好，就是我并不担心。对，打孔吧。

咨：嗯。就是既让它没有那么大的活力，也不让它死掉。是这样吗？

访：对。自生自灭的那种感觉。这样我好像觉得心安理得。

咨：嗯嗯，可以，那你就是这么处理吧。咱们把它装进去之前，需要把章鱼清洁一下。你觉得有什么办法能把它清理干净？

访：我会觉得它卡在我身上拿不下来。

咨：你觉得把它从你身上取下来，难度在哪里呢？

访：它的脚太有力量了。

咨：嗯，脚有力量。你能不能想个办法把它的脚从你的身体上拿开，或者是用什么东西……

访：我要用什么东西去拿走它？它见什么缠什么，如果我拿一根杆子去挑的话，它就会缠在那个杆子上，根本无法把它放任何东西上面。我就想找四五个人来，然后让它均匀地缠在四五个人的身上，然后把棺材盖打开，然后就一根一根地把它的触角解开。别碰它的头，让它自己在里面找了一个舒服的地儿待着，它好像还蛮愿意待在棺材里面的。所以暂且先让它进去吧。

咨：嗯。

访：盖盖儿的过程也是比较艰辛的。

咨：嗯。

访：但是好像是它自己把盖盖上那种感觉。就是别人盖不上，它自己盖上了。

咨：嗯。

访：对，我就会怕压到它的脚，喊停了，它自己找一个舒服的姿势，然后一卷，盖子盖上了。

咨：啊，好吧。那现在把那个盖子盖上了，是吧？

访：已经盖上了。

接下来来访者在棺材盖上钉了四枚粗大的棺材钉，又沿着盖子和棺材箱体之间加了八把锁，觉得已经很牢固了，可以移动了。

（八）移动与空境

感觉来访者在置放象征物的时候花费了不少精力，因此在移动之前又做了一次三调放松，来访者也能够较快进入身心安定状态。

移动过程相对比较顺畅，初始移动进行了五六次；可见移动从10米到300米反复移动了十多次，移到15米的时候，来访者与被移物进行了对话，之后移动很顺利，最后达到空境。

咨：下面咱们就准备开始移动。你是闭着眼睛还是睁着眼睛。

访：闭着眼睛。

咨：好，下面请把这个装了象征物的承载物，放在你的眼前。

访：感觉它上面自动加了几朵花。

咨：加了几朵花是吗？就在那个棺材盖上是吗？

访：对，还铺了一层布。然后压了几朵花。

答：啊，什么颜色的布啊？

访：白色的布，蕾丝的。

答：哦。那什么花啊？

访：玫瑰花

答：几朵啊？

访：三朵。

答：都是什么颜色？

访：红色，鲜红，带刺。

答：带刺的鲜红的是吗？

访：嗯。

答：行，咱们继续啊。现在请将被移物向你的眼睛正前方移动 1 米。

访：我怎么感觉这棺材有好多人来送它啊？

答：按照咱们之前讲的设置，如果眼前出现其他的景物，不用管，只盯着这个被移物就行了，好吗？1 米到了吗？

访：到了，它面前又出现了一个门，是不是因为我杂念太多了，我觉得一闭眼就会有很多的场景，是我想象力太丰富了吗？睁眼的话就不会出现这些场景。

答：不管，咱们只是盯着被移物就行。3 米。

访：（过了一会儿）嗯。

答：5 米。

访：（过了一会儿）这个闭眼、睁眼是按照我感觉的好坏来定的，是吧？

答：对。按照你习惯，或者你喜欢。

访：睁眼吧。

答：也行。

访：棺材正面又出现了一个符咒。白色的一大张，写的什么看不懂？

答：行。不用管它，我们只盯着这个棺材就行。现在继续啊，3 米。

接下来在可见范围内来回移动了十多次。

咨：好。你有没有觉得某一个距离，你把它放在那儿，觉得最舒服，不想移动了？

访：15米。

咨：15米是吧？到15米这儿，你就觉得不想动了，是吗？还是想越远越好？

访：在15米时候，我有好多话想说，好像觉得它就是属于我的一部分，但是我没弄明白，有点告别仪式欠缺的那种感觉。

咨：噢。

访：但是对方会觉得，告别就不需要告别了。

咨：嗯……那我们就把它移到15米，然后你想对它说什么，你就说，可以吗？

访：没有什么想说的，就想知道为什么。为什么它会那么安静地躺在那儿？好像和之前的不是同一个东西一样，为什么这么安静？让我觉得搞不懂。

咨：就是你对它这么安静觉得很迷惑，是这意思吗？想问一下为什么是吗？

访：对！对！

咨：哦，但是它也不会回答你，对吗？

访：对。

咨：行。那咱们还是继续往前移动吧。

访：等一下，等一下。

咨：嗯？有什么感觉？

访：我试着在15米的时候，有一个对话，我试一下。（1～2分钟）

咨：嗯，你听到什么了？

访：一开始它给了我一个画面。嗯……这个东西像在我特别无助的时候出现的。它说它的出现是为了救我，在我活不下来的时候，它像一个蛇一样，或像一个带子一样绑住了我。在我四分五裂的时候，把我合在一起了。就是因为它缠着，所以我才没有四分五裂。然后它就说了一句很重要的话，说："其实是救到你了，虽然救你，但是也需要有回报，不可能所有的东西都是只付出不要回报的。救完你之后就要吸你的血。"所以一开始是一个蛇缠在我的身体里。后来吸了血之后，它就变成了红色的带子，缠在我的身上，缠的到处都是。就吸血，吸吸吸吸……这件事情大概是在 13 岁左右发生的吧。然后我说："你是谁呀？你是什么外来的物种吗？是附身于我的什么力量吗？"它说："我就是你。"我没有弄明白。然后莫名其妙的，它说："你不用弄明白了。"现在它已经没了，已经融化掉了。倒不是我现在已经不需要它了，而是这种力量被融化掉了。就这种感觉。对话就到这里。

咨：嗯，你听完这个对话，有什么情绪？

访：就是很无措的那种状态，有点慌。

咨：嗯。

访：迷惑，迷茫。

咨：嗯嗯。

访：感受不到其他的情绪。

咨：嗯。15 米这个地方就先这样处理，我们继续……

访：啊？就直接放在了 15 米不动弹了吗？

咨：你想不想动呢？

访：我希望把它往远移。

咨：嗯，那我们就继续移动，好吧。我们再做一次三调，再回到移空的状态。坐椅子的前 1/3，伸腰，直背，双肩放松，对，做几次平缓的深呼吸，只管呼气不管吸气。让所有的念头随着呼气排出脑海之外。可以继续移了吗？

访：可以的。

咨：嗯好，刚刚我们在 15 米，现在继续，50。

访：嗯。对完话之后发现非常好移，一下就到了。

咨：嗯嗯，轻松了是吧？

访：对，不像之前就是很想让它再回来。

接着在可见距离上 100-50-80-150-200-300 来回移动六七次。来访者反馈从 100 开始就看不见了，到 300 感觉不到了，但是还可以移。

咨：嗯好，继续啊。500。

访：到 500 的时候，我会觉得有一个词就是"纪念"，或者是永远怀念它，就是烈士走了之后我们永远怀念他。就是这种感觉。

咨：嗯，那你觉得能不能有一个距离让你这种感受也没有吗？

访：有，可以继续往前移。

咨：好，那我们继续啊。1000。

访：嗯。这里感觉它跟我没有关系了。

咨：行，那咱们再移好吗？

访：嗯。

咨：3000。

访：嗯。这种感觉就是，哎我今天咨询了什么？一会儿中午吃什么？就是不在这个事情里面了。（笑）

咨：哦，就是已经完全脱离了对这个事的念想了哈。

访：对，就开始想中午吃什么。

咨：嗯。我希望你能到一种自己身心能够安静下来，然后什么念想都没有，就包括想吃什么这种想法都没有的那种状态，咱们再试试好吧。

接下来 5000-10000-30000。

访：（抬眼望向上方，又闭上眼睛，大约 1 分钟后，睁开眼睛，点头示意到了）

咨：现在是不是脑海里面完全空了？

访：对。

咨：嗯。那就在这个什么都没有的这种状态下，你再待一会儿，能待多久待多久，直到脑袋里面出现其他的念头，你就睁开眼睛。

访：好。（闭上眼睛，大约 1 分多钟后睁眼）

（九）移回与评估

咨：好，现在如果让你对这个问题的影响度评分的话，现在是几分？

访：现在的话好像是 0 分了。

三、咨询效果

来访者主诉的靶症状是恐惧，平时 7～8 分，严重时梦中会吓醒，影响度达 10 分。经移空技术处理后，影响度降至 0 分，达到临床痊愈。1 周后随访疗效稳定，恐惧影响度分值保持为 0 分；另外来访者睡眠改善，偶有负性情绪发生，能够自行消失，自我感觉对情绪的把控能力增强了。

四、反思

来访者对移空技术有一定的了解，前两次咨询也做了移空，对移空的操作过程已比较熟悉，一开始就随着自己的感觉很快构建出了象征物，是吸附在身体里的一只大章鱼。

在做清洁与置放步骤时，来访者表示"觉得很矛盾，很想杀死它，然后又很想让它活着，它死了我会非常难受"，这说明章鱼是个复合感受的象征物，并不是完全负性感受的象征，可能还掺杂了来访者一些不想舍弃的因素。虽然原则上移空技术的象征物应该是负性感受的象征物，但考虑到章鱼是来访者很快地、自然自发形成的，并"会经常梦到它"，因此咨询师并未多加干预，而是继续进行下一步。后来来访者自己给出"最好的处理办法是让它既不死，又没有活着，就是把它冬眠了"，然后将冬眠的章鱼想办法从身体里取下，装进承载物棺材。

后续的移空环节在移动到 15 米时，来访者表示"我有好多话想说，好像觉得它就是属于我的一部分"，这时咨询师也给予了来访者与之对话的时间，对话完后又加做一次三调放松，帮助来访者回到当下，然后继续移动。来访者表示"对完话之后发现非常好移，一下就到了"。

后来的移动，来访者从"很想让它再回来"到"永远怀念它"，再到"感觉它跟我没有关系了"，再到"脑海里面完全空了"，其间咨询师既能跟随来访者的节奏和反应，必要时给予来访者充分的空间，又能稳住移空技术的主要思路，没有偏离。在一系列的操作后，来访者的感受发生了变化，最后到达心理空境，这时问题影响度也降至 0 分。

移空是当下的感性治疗，来访者的感觉变了，我们跟着就行。本案例的来访者想象力较丰富，在移空咨询过程中频繁产生各种意象，如果移空咨询师将注意力转向那些地方，很可能就会偏离移空思路。即使那些意象在其他咨询流派看来是具有极为丰富的信息的，但本案咨询师保持了移空主线的大方向。

本案来访者症状的背后肯定涉及生活事件，但因为来访者没有说，咨询师也没有过多询问。移空技术可以在不过多涉及生活事件和个人隐私的情况下，直接针对处理来访者的负性心身感受，就能起到很好的效果。这也是移空技术的一个优势。

（本案例报告已在《心理咨询理论与实践》2022 年 3 月第 4 卷第 3 期发表，收入本书时略做修改）

案例 5：痒·毛毛虫（梁亚奇）

来访者女性，五十余岁。靶症状为嗓子痒。象征物是一条毛毛虫。承载物是便当盒。对象征物灭活之后，症状即明显好转；灭活前不时咳嗽，灭活后再没咳过。移动至 1000 米进入空境体验。影响度从 6 分降到 0.5 分。次日反馈，症状未复发。

一、来访者简况

来访者女性，五十多岁。心理咨询师，有多年心理临床经验。接触移空技术 1 年左右，正在深入学习并且做了一些实践，所以对移空技术是熟悉的。

咨询前一天"觉得要感冒了"，有头痛等感冒症状，咨询当日头痛已经好了，现在比较明显的是嗓子不舒服、咳嗽。想要解决的就是嗓子不舒服的感觉。本次咨询使用网络视频形式，咨询免费。

二、咨询过程

（一）三调放松

网络视频的光线和声音质量很好，视野充分，信号流畅稳定。来访者所处环境安静，座椅等符合移空咨询的要求。

咨询师按照常规指导。来访者操作熟练。从身姿、动态、表情等判断，来访者进入放松安静状态很快，也很稳定。

（二）确定靶症状

三调放松前询问来访者有什么想解决的问题，答案很明确，是嗓子不舒服。随之进行评分，影响度为6分。然后开始三调放松。三调放松结束后，请来访者再次感受，确认靶症状是否与前一致。答案肯定。靶症状为嗓子痒，影响度6分。

（三）存想象征物

"嗓子干痒"是个复合感受，所以先细化感受，确定为毛毛蹭过的"痒"，顺势引导出象征物为毛毛虫。然后进一步引导象征物的细节，重点包括毛毛虫是静物还是活物，毛的特点等。

最终确定毛毛虫是灰色身体，胖乎乎，软乎乎，弓着身子，食指长（5厘米），无名指粗；白色毛，毛长1厘米，不硬，密密麻麻的毛；头部两个触角，圆尾；身侧没有圆点等；肚子没有毛，蛇腹样。重要特点是虫毛不硬，用棍子捅的时候虫子有反应，有同样大小的一块姜那么重。

来访者第一次讲出是"毛毛虫"时，嘴角微微有些笑意，神情进一步放松。可以知道来访者觉得挺好玩，进入感性境界的状态更好了。接下来描述毛毛虫蠕动时，来访者用身体模仿了蠕动的动作。

第一次让来访者用手去捅虫子的时候，来访者突然嘴角下撇，身子也跟着悚了一下，对象征物厌恶的反应非常明显。然后说捅它会痒，并且一边说一边又悚了几下。接下来咨询师要求再去触碰虫子时，来访者就表示改用棍子去捅了。

访： 干痒干痒的想咳嗽。

答：发干，发痒。

访：嗯。

答：是有东西在里边刷它似的，还是说里边干得？……就那种燥燥的起皮屑似的，这是一种痒；还有一种痒，就是小毛毛在里边蹭来蹭去的。

访：第二种。

答：噢。是个什么东西在里边在弄？

访：嗯……好像是一只毛毛虫。

答：这毛毛虫在里边打滚，还是上上下下的爬来爬去呢？

访：它就在那儿蠕动。（来访者用身体模仿毛毛虫蠕动的动作，看起来她觉得挺好玩）

答：毛毛虫的毛硬吗？

访：咱们刷锅那个塑料刷……没那么硬。

答：有的毛毛虫颜色黑乎乎的，看着软绵绵的；还有那种毛毛虫，又绿又硬，瞅着都有点吓人的那种，大硬毛往外呲着。这个毛毛虫是哪种？

访：嗯，软的那种。

答：胖墩墩的，还是细长的？

访：胖的。

答：您用手杆杆它那身子，它动弹吗？用手指捅它一下。

访：捅它一下，就缩一下。待会儿又鼓（弓）起来。（来访者嘴角下撇，身子也跟着悚了一下，很明显的厌恶毛毛虫的感觉）

（四）存想承载物

承载物是个便当盒，出来很快。引导来访者眼看、鼻子闻、手摸、手掂、开合盖子等，感受承载物的细节。确定便当盒是全塑料材质，白色透明，壁厚 0.5 厘米；连体翻盖带卡扣，盖边凹槽设计，无密封条；无标签、纹饰等，新盒子，未用过；长 15 厘米，宽 5 厘米，高 5 厘米；两块姜重。

用手捏，壁是厚实的硬的；用指节敲击是"咚"一下；用鼻子闻一下，新买的呛鼻子的塑料味儿；用手摸，是平底无凹型，盒子边缘有点小毛糙，但是不拉手。

（五）填写记录纸 A

来访者画图精细，而且传神，表现力很好。这样的画图，锚定作用很充分。

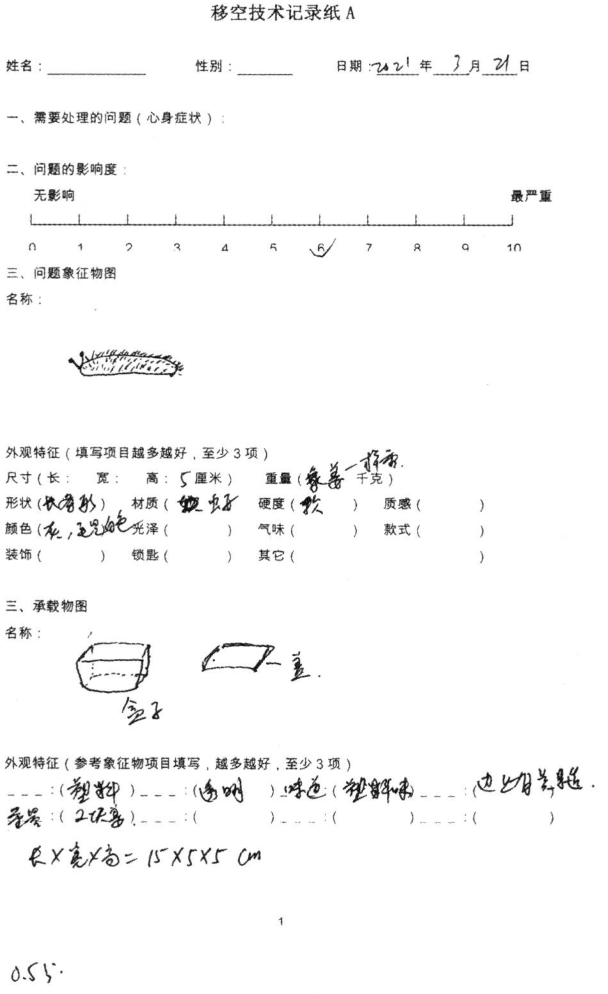

移空技术记录纸 A

姓名：________ 性别：______ 日期：2021 年 3 月 21 日

一、需要处理的问题（心身症状）：

二、问题的影响度：

无影响 最严重

0 1 2 3 4 5 6 7 8 9 10

三、问题象征物图

名称：

外观特征（填写项目越多越好，至少 3 项）

尺寸（长：　宽：　高：5 厘米）　重量（　　千克）

形状（长条形）　材质（　　）　硬度（软）　质感（　　）

颜色（　　）　光泽（　　）　气味（　　）　款式（　　）

装饰（　　）　锁匙（　　）　其它（　　）

三、承载物图

名称：

盒子　盖

外观特征（参考象征物项目填写，越多越好，至少 3 项）

___：（塑料）___：（透明）味道（塑料味）___：（边上有毛糙）

___：（　　）___：（　　）___：（　　）___：（　　）

长×宽×高=15×5×5 cm

1

0.55

图 2–6　记录纸 A

（六）三调放松

按照标准程序，引导来访者调身、调息、调心。重点是告诉来访者："现在不关心其他任何的事情，只是随着呼气，把所有的念头都呼出去。"然后安静地等待来访者完成操作。

三调放松顺利。

（七）清洁与置放

提示来访者需要将毛毛虫分离并灭活。分离过程很顺利。但灭活的操作比较困难，原因是来访者对于直接操作虫虫有比较强的抵触。于是这里用了较多时间。让来访者一点点去尝试和适应，同时观察来访者的身体动态和表情，确认她的状态变化。最终还是实现了对象征物的灭活。后续清理象征物、清理承载物、置放象征物并加固都很顺利，工作也很充分。

其中分离完成时，来访者仍表现出对虫子的厌恶难受，不愿碰它，甚至动作和表情的程度比刚才更加严重，但同时也夹杂了越来越明显的觉得可乐的表情。所以虽然厌恶和无奈，但此刻不是警惕的厌恶和无奈，而是轻松玩笑的厌恶和无奈。

毛毛虫灭活之后，来访者再去触碰它，就不再有明显的厌恶抵触的身体动态和表情了。而且灭活是个明显的分界点，此前的各个环节操作时，来访者会不时地咳嗽几下；但从灭活之后，来访者再没咳过了。

访：已经弄出来了。

咨：怎么弄出来的？

访：（略撇嘴，明显的厌弃表情）拿个镊子把它镊出来就行了。

咨：镊出来之后，现在是用镊子捏着它呢，还是已经放下了？

访：放地上就行了。

咨：噢，放地上了。它还动呢么？

访：它就趴在地上。

咨：噢，就趴在地上呢。您现在用小棍儿，或者就用那镊子，稍微捅它一下，看它还动吗？

访：嗯……（表情很无奈）你碰它它就动。

咨：动啊。有什么办法（灭活）吗？

访：它动就动呗，待在外面了，不管它！

答：不想管它是吗？但是待会儿放在盒子里面，扭来扭去，有时会影响它的移动啊，盒子就不稳啦。

访：没事。

答：它要跑出来呢？我还是建议您把它灭活。其实也简单，比如什么冷啊，热啊，火啊，水啊……

（来访者突然上身很明显地悚了一下，马尾发辫都甩起来了，又嫌弃又可乐又无奈的表情，一边搓着双手，笑了出来）

答：我们曾经试过的，用过麻药也可以，毒气也可以。您可以想想有什么办法。

（来访者晃晃肩膀和上身，伸展头颈和身子，深吸了一口气，然后又深呼出来，把身子坐稳了，表情也是充分做准备的样子）

答：不是非要您去接触它呀。用了这些东西和办法，它就能够不活动了。

（来访者继续着此前的表情，微闭着眼，用左手手背抹了抹眼外）

答：用点儿什么？

访：（决断的语气）那就喷点杀虫剂吧！

答：行！什么杀虫剂？

访：就是打蟑螂的那种。

答：噢，家里用的打蟑螂的大铁罐的那种是吗？

访：对对。

答：但是那种有气味啊，那个味儿您行吗？

访：嗯……戴口罩吧。

答：行。您给喷，喷好了之后告诉我。

访：喷好了。（来访者没有特别的身体动态，但表情很明显，就像在说"看着好恶心啊"）

答：喷好现在它是什么样的？是一整条，还是蜷着的？

访：就趴着，瘫在那儿了。

答：瘫在那儿了，噢。您再拿那个镊子去捅捅它，还动吗？

访：不动了。（来访者不再有明显的厌恶抵触的身体动态和表情）

咨：啊。是软乎乎的，还是硬邦邦的？

访：软乎乎，软趴趴的。

（八）移动与空境

初始移动顺利，往远和往近移动，来访者的感受没有明显变化，承载物大小也没有明显变化。可见移动过程，来访者感受往远移稍微舒服点，承载物越远越小，到230米处看不见了。超距移动到500米处看不见也感觉不到了，但心里还有一丝惦记。1000米处，什么也不惦记了，进入空境体验。

（九）移回与评估

没有移回。影响度后测0.5分。

（十）填写记录纸B

咨询师填写了后测评分和个性化事件。

三、咨询效果

靶症状影响度由6分降到0.5分，属显效。咨询次日下午，来访者反馈："毛毛虫已不影响我了，不咳嗽了。"

四、个性化事件

1. 触碰象征物和对象征物进行灭活时，来访者有明显的表情和肢体反应，表现出强烈的厌恶、悚然、回避。

2. 本案全程用时约36分钟，进行到约23分钟时象征物灭活完成。第23分钟之前，来访者一边咨询一边不时咳嗽；第23分钟之后，再没咳过一声。

3. 咨询结束时来访者有明显的疲惫感。

五、反思

毛毛虫被灭活之前，来访者一边做移空一边不时咳嗽；灭活之后，再没咳过。这个分界点非常明确。移空结束后，来访者反馈说，她明显感觉到灭活象征物之后自己的症状一下子就轻了很多，如果那时候打分的话，至少已经降低一半分数了，后续的那些操作，就是锦上添花的作用了。

对于有显著活性的象征物，灭活是非常重要的。在临床操作中，我都会问来访者要不要对象征物灭活。如果来访者不是很肯定地拒绝灭活，或者只是出于厌恶或惧怕象征物才不愿灭活，我会建议和鼓励来访者进行灭活操作。从实践结果看，象征物灭活后，通常会有明显的疗效立刻呈现出来。灭活前对于象征物的厌恶、惧怕情绪越强烈，只要来访者勇敢、耐心、细致地进行操作，效果越比其他人显著。

有活性的象征物五花八门，粗分为两类：一类是活的生物，例如本案的毛毛虫，此外还遇到过蚊子、蜈蚣、蛇、乌贼、细菌、外星生物等；另一类是非生物体，但有显著的动能，例如闪电、电线、机器、弹力球、膨胀胶泥等。对于生物体，来访者多倾向于灭活，而且操作的针对性强，效果也好；对于非生物体，来访者多觉得无所谓，并且灭活的重要性确实比前者小很多。

灭活的意思是灭除象征物活性，不一定杀灭象征物。具体要看来访者自己的决定。有的来访者直接杀灭象征物，例如用杀虫剂喷杀；也有人不愿杀灭，于是用麻醉药对象征物进行麻醉；还有来访者有禁杀的宗教信仰，于是对象征物默诵经文，咨询师静静地等着她诵完经文，象征物也很好地安静下来了。

象征物是活的生物，其中一种很特殊，就是人。通常我们认为，来访者存想的象征物是人的时候，很可能是靶症状不准确，或者象征物不是靶症状的象征物，而是生活事件的象征物。遇到这种情况，可放慢节奏，继续探索靶症状和象征物，有些后来就变成其他生物了——这个变化也是随着探索过程，来访者自主、自动呈现的，不是咨询师更改或植入的。另有一些来访者，最终呈现的象征物仍是人，或者就要把某个特定的人作为象征物，意愿非常坚定。那么对于人作为象征物，原则上不做灭活，只要让象征物安静一些就可以了。最常见的情况是来访者想跟象征物谈话，有些则是很郑重地要跟象征物进行告别。

咨询结束时来访者有明显的疲惫感，一般移空咨询，来访者不会有这么明显的疲惫感；但在需要勇敢、耐心、细致地灭活象征物的案例中，疲惫是比较普遍的现象。

（本案例报告已在《心理咨询理论与实践》2022年11月第4卷第11期发表，收入本书时略做修改）

案例 *6*：对尿床的担心·纸（周霞）

来访者男性，五十余岁，农民。中风后尿频、失眠1个多月。靶症状是对尿床的担心，影响度前测10分。象征物是写有"千万不要尿在床上，太丢人也太为难儿子"的纸，承载物是带扫把的簸箕。移动过程只能往前移，无法往回移。东西移到20米时自燃，成为灰烬。倒掉后被风吹散，消失，进入空境体验。影响度后测0分。

一、来访者简况

来访者男性，五十多岁，农民。平素性格执拗，有手艺，做建筑工。现在我院（某三甲中西医结合医院）住院治疗。脑梗死后3个月余，左侧上下肢偏瘫，活动障碍。脑梗死后1个月余曾在我科住院行综合康复治疗，情绪较为稳定，大小便能自控。本次因"左侧肢体活动不灵伴小便频数、失眠"再次住院行康复治疗。由于害怕尿在床上，每晚起夜五六次，几乎1个小时起来一次，严重影响睡眠，致康复训练时疲劳无力，困倦，焦躁不安。

二、咨询过程

咨询师同时是来访者的主治医生。从初始访谈了解到来访者经历过一次特殊生活事件：上次住院快出院的一天早上，来访者想自己把床边接尿器里的尿液倒掉，由于中风后行动不便，不小心把部分尿液撒到了床上。他儿子发现这一现象后很生气，说这么大的人了还尿床，觉得给医院添麻烦了。来访者觉得很愧疚：这么大年纪尿床，自己丢人，还让儿子为难，可不能尿床了。其后只要上床，无论是病床、家里的床还是康复治疗床，都有小腹胀、想上厕所的感觉，唯恐尿到了床上。因此初步把"害怕尿床"作为随后移空咨询的工作目标。

（一）三调放松

第一次三调放松顺利，达到基本放松。

（二）确定靶症状

本次咨询确定靶症状颇费周折，因为来访者症状比较多，除原发病所致的偏瘫外，还包括尿频、小腹胀、头晕沉、双肩沉重等。但认为最痛苦的是晚上老想小便，怕尿到床上，一上床熄灯就觉得小肚子胀，有便意，于是起来上厕所。躺下后不到1个小时，又觉得有便意，再起来，如此折腾，陪床的儿子、同房间的病友都无法得到休息。三调放松之后让来访者感受熄灯上床时的感觉。来访说躺到床上，脑子里就会有一个念头：千万别尿在床上。然后才觉得小肚子发胀，要去厕所。如果治疗中忘了这个念头，小肚子发胀的感觉就不明显了。因此决定以"千万别尿床上"这类念头（强迫思维）作为靶症状进行处理。

咨：只要一关灯就觉得小肚子开始胀。

访：（用双手搭在小肚子上）感觉里面有东西。除了睡觉的床，去治疗床上做治疗也这样，有时去做什么事情之前也这样。

咨：里面储存着有东西是吧？

访：是一种这样的感觉，排出去就好了。

咨：影响你睡觉的，是小肚子这种胀的感觉，还是你担心尿床的念头？

访：这个尿床的念头。

咨：担心尿床的这个念头对你的影响更明显。

访：这个担心。先有这个念头才小肚子有这种感觉。

咨：你躺在床上的时候，担心尿床的念头出来，是这么一句话，还是一些场景，还是什么？

访：就是"唉呦，我千万别尿床，如果尿床上，更不好了。我这么大岁数了，尿床孩子也急啊，发脾气"。

咨：你现在觉得脑海里的那个念头，最常出现的那句话，是"我千万不要尿床上"，还是"我尿了床，然后会怎么怎么样，丢面子"或者什么，哪一句话出现得最多？

访："千万不要在床上，千万不要在床上。"就是我脑海里出现的，出现这一句话。

答：还是一句话是吧？

访：嗯。

答：先出现"千万不要在床上"，然后才会身体有一些感受，小肚子胀想小便。您在这一次住院之前，这方面是很好的，那件事发生以后才出现这个问题。

访：嗯。

咨询师询问这个念头对来访者生活的影响度，来访者毫不犹豫地认为影响度为10分，生活完全被它影响，迫切期待得到帮助。

（三）存想象征物与承载物

经过反复辨析，来访者表明脑海里反复出现的是一句话："千万不要尿到床上，太丢人也太为难儿子。"故将这一句话固定。当象征物固定为一句话时，可以采用录下来或者写下来的形式，那么承载物相应地可以是录音机、录音笔、纸等，由来访者自主选择。本来访者决定采用"写下来"的方式，将念头物化为象征物。

答：你不想要这个念头了。我以前帮助过和你差不多情况的人，有的人采用录音机的方式，或录音笔有的人写下来，而你想用哪一种方式？

访：写出来。

答：行。你不用真写，可以在你的脑海里面想象着写。写到哪里呢？

访：一张白的A4纸。

答：你准备用什么样的笔呢？铅笔、圆珠笔、钢笔？

访：圆珠笔。

答：蓝色的、黑色的，还是什么样的？

访：用那种碳素的。

答：碳素的那种签字笔啊。它那个笔杆是什么颜色的？

访：笔杆是透明的。

咨：笔杆是透明的，类似这种吗？

（咨询师从口袋里拿出一只常用的签字笔，又与来访者确认了签字笔的部分细节）

咨：您可以用刚才讲的那只笔把脑海里的念头——那句话写下来，写在你准备好的 A4 空白纸上。

有了象征物以后，进入引导承载物的步骤。咨询师问来访者：把写了字的白纸装入一个什么样的容器中？来访者说不用。反复征询来访者的意愿，来访者坚持不需要装入容器，团成一个纸团就行。咨询师尊重来访者意愿，同意来访者将纸团成一个约 10 厘米长、4 厘米宽，椭圆形的纸团，重 25 克，比来访者拳头略小。

（四）移动

再次做三调放松后进入移动步骤。初始移动时由 1 米到 3 米很顺利。但当咨询师指示纸团移回时无法移回，定在了原处。纸团只能向远处移，无法往返移。咨询师问为什么呢？来访者回答："当你说回到 2 米的时候，我就对它说'你敢回来吗？'"咨询师恍然大悟：采用这种敌对的情绪、威胁的语言，纸团怎么会回来呢？

既然可以移动，就继续移吧。5 米之后来访者反馈说移动得很慢。当到 20 米的时候纸团变成了一个白色的亮点。接着纸团自燃起来了，白点变成了红色的火苗。咨询师建议来访者等待它燃烧，直至成为灰烬。纸团燃起来比较慢，由着火自燃到成为黑色的灰，最后一点红色的火星熄灭，大约进行了 20 分钟。这时来访长长地出了一口气，并用手摸了一下小肚子，说："嗯，不那么胀了。"

（五）再次存想象征物与承载物

咨询师问那一团灰怎么处理？来访者说等风来把它吹散。但风总是不来，灰一直在那里。重新确定象征物为一团黑色的重量约 1 克的纸灰。

承载物出现得非常顺利，为一把家用半新不旧的簸箕。白色的圆竿，长约 200 厘米，圆竿直径为 5 厘米，绿色的塑料盒子半开口，长方形，重约 1 公斤。

（六）清洁与置放

来访者清理完簸箕后，将纸灰扫进承载物簸箕里。咨询师问他是否需要将簸箕放到一个容器或者将簸箕密封起来，来访者表示不需要。如果有风吹走这些灰，也是可以的。随后开始移动簸箕。

（七）再次移动与空境

1米到3米的初始移动很顺利，也可以来回移动。

继续进行可见范围内的移动，当移动到20米时，来访者反馈说移动困难，簸箕摇摇摆摆的。问为什么？来访者答：因为起风了，风吹得它摇摇摆摆的。咨询师问灰还在吗？来访者回答灰不在了，但簸箕还想留着。咨询师嘱咐来访者在"灰不在了"的状态下待一会儿。2～3分钟后来访者长出了一口气，说可以了。咨询师询问当下的感受如何？来访者回答：感觉小肚子那里空空的，很舒服。同时原来觉得肩膀上压了两块大铁板，也没有了；头上压的一个东西也没有了，浑身轻松。结束治疗。

（八）移回与评估

没有移回。靶症状影响度后测为0分。

（九）填写记录纸B

未填写。

三、咨询效果

移空咨询后来访者念头消失了，头脑空了，小腹胀满感也消失了，影响度降为0分。

第二天随访：当夜未起夜，23点左右因为儿子翻身的声音醒了一次，接着就睡着了，直到第二天早上6点起床，起床后精力充沛。

治疗后1周、1个月随访：未再出现夜间频繁起夜情况，心情好转，左侧上下肢活动能力明显好转，实现独立行走，患手上抬且能抗阻力。治疗前焦虑自评量表（SAS）68分，治疗后复评7分，无焦虑情绪障碍。

四、个性化事件

1.移动的时候只能向前移，不能向后移，了解情况是来访者威胁象征物，不允许它回来。

2. 纸团移动到 20 米时自燃变成灰，再以灰为象征物进行移动。

3. 纸团燃烧得特别慢，火焰消失后红色灰烬变黑花了十几分钟时间。

4. 除了小腹胀满感消失，肩膀上的铁板也没有了，浑身轻松。

五、反思

本案例来访者症状比较多，有尿频、小腹胀、头晕沉、双肩沉重等。移空技术选择靶症状的标准是当下对来访者影响度最大的一个症状，经询问来访者认为最痛苦的是晚上老想小便，觉得小肚子发胀，怕尿到床上。咨询师进一步询问："影响你睡觉的，是小肚子这种胀的感觉，还是你担心尿床的念头？"来访者回答："先有这个念头然后小肚子有这种感觉。"确定"千万别尿在床上"这个反复出现的念头对自己影响更大，最终将此作为本次移空处理的靶症状。

来访者也可以将"小腹胀满"这一躯体症状作为靶症状进行处理，但可能来访者类似的念头还会在后续中出现，需要反复治疗。本个案直接针对影响来访者最大的强迫思维进行工作，则有可能更彻底、更有针对性解决问题，靶症状的选择准确为后续疗效起到重要的作用。

每个来访者的个人经历不同，文化背景、知识结构和处理问题的方式也不一样。对于存在强迫思维或焦虑障碍的来访者，本身就容易急躁，急于求成的心理与现实的差距让来访者很容易出现挫败感，导致疗效不佳，或无法进行下一步处理而放弃。咨询师的稳定状态能为来访者提供一个好的示范，同时也可以成为来访者一个好的容器，帮助来访者保持情绪稳定。移空技术中的"三调放松"可以随时进行，当咨询师觉察到来访者或者自己不稳定时，进行一次"三调放松"操作，可以帮助咨访双方回归情绪稳定、心境从容的状态。

移空技术应用过程中，咨询师与来访者的关系是以咨询师为主导、相互合作的关系，也存在咨询师与来访者之间"领"与"跟"的互动状态。在不同的阶段和不同的情境下，有时候以咨询师的"领"为主导，有时候又需要"跟"随来访者，尊重他的想法或意愿。如移动的过程强调咨询师的"领"的主导地位，果断地向来访者发出指令，使来访者觉得可信赖，同时有助于调动来访者的内驱力。在象征物、承载物的具象化过程中，以适当的、有目的的主动提问来推动移空技术的操作过程。同时咨询师需要根据来访者的不同反应和节奏跟随来访者。咨询师"跟"和"领"的灵活应用，是移空技术得以顺利进行并取得较好疗效的保障。时机的把握取决于咨询师的经验。如本例在引导承载物的时候，来访者提出不需要用一个容器装象征物（写了念头的白纸），在咨询师反复询问的情况下仍坚持不需要装起来，此时咨询师采取了"跟"的技巧，同意来访者的意愿，即把象征物纸团团起来，接着对纸团进行了进一步的具象（包括大小、重量、形状等）。当移到 20 米时纸团自燃，烧成灰烬后咨询师及时调整思路，采取了"领"的方式，将纸灰作为象征物让来访者再次构建承载物，然后进行后续的移动，最终移至"灰不在了"，达到了临床痊愈的疗效。过程中体现了咨询师对"领"与"跟"的不同把握。

慢性疾病患者由于长年经受病痛折磨，或者因病痛导致行走、站立等功能受限，思想压力大，负性情绪多，常合并有焦虑抑郁等心境障碍，不仅严重影响其生活质量，还会因此加重原有病情。移空技术是基于中医"治神为先"的学术思想形成的心身治疗技术，直接针对负性感受进行处理，不仅能帮助来访者解决负性情绪、负性感觉等心身症状，还可以通过移空操作，将来访者带到"没有问题的地方"。即使来访者身患慢性疾病，也能因为其心理障碍的解除、心理境界的提升而减轻病痛或身体功能障碍导致的负面影响，提高其生活质量。对于中风病患者，负性情绪的解除可增加其康复自信心和积极性，更加积极主动地投入康复训练之中，从而使偏瘫症状得到更快更好的康复。

（本案例报告已在《心理咨询理论与实践》2021 年 11 月第 3 卷第 11 期发表，收入本书时略做修改）

案例 7：疼痛·枪（曲明）

来访者女性，将近 50 岁，企业财务人员，兼职从事心理咨询工作。10 个月前接受了肺癌手术，术后伤口一直疼痛。靶症状为疼痛，影响度前测 8 分。象征物是枪，承载物是盒子。移动超过 190 米处，东西看不见了。7 万米处进入空境体验。影响度后测 2 分，1 周随访 3 分，1 个月随访 3 分。

一、来访者简况

来访者女性，将近 50 岁，企业财务人员，兼职从事心理咨询工作。来访者本次咨询前 10 个月接受了肺癌手术。术后日常生活和工作受到较大影响，手术伤口一直疼痛，有大动作、着急或阴天时，手术伤口疼痛加重。

二、初始访谈

来访者从事财务工作，考取了二级心理咨询师资格。对中国传统文化和佛学感兴趣，平时练八段锦，《黄帝内经》和《道德经》都读过并很喜欢。咨询师也一直对中国传统文化有浓厚兴趣，也非常喜欢研读这两部经典，因此双方有很多共鸣，交流顺畅愉快，初步建立了较好的咨访关系。

来访者对自身感受、情绪及生活事件表达清晰，有较强的认知感受能力和具象思维能力。来访者前期对移空技术有一定的了解，对移空技术信任度较高，可以并适合做移空技术治疗。

三、咨询过程

（一）三调放松

三调放松进展顺利，时间约 2 分钟。三调放松后来访者说，三调放松刚开始时肩膀有点紧绷，后来觉得挺放松。

（二）确定靶症状

初始访谈确定的靶症状是焦虑，在本次明确靶症状过程中，发现来访者对手术伤口疼痛的影响度打分更高，经探讨，确定本次治疗的靶症状为手术刀口疼痛。

答：你说想解决焦虑的问题，打分是 7 分？

访：是的。

答：你焦虑的时候，身体有怎样的感觉？

访：心跳加快，手心出汗，心里堵。像憋气的感觉。

答：像什么憋着呢？

访：我如果说身体别的难受呢？

答：嗯，焦虑的时候，身体哪里最难受呢？

访：我现在的伤口疼，比如阴天或者着急，伤口疼比我的心脏难受症状更明显。

答：你是说做手术的刀口位置疼？

访：是的。

答：具体说下，手术伤口的疼是怎样的？

访：伤口像压了块钢板，走路的时候，那里像别了一把枪，就是你不能随便，非常硌得慌。

答：这个伤口疼对你的影响有几分呢？如果 10 分是最重的影响，0 分是没有影响。

访：应该有 8 分。

答：你刚刚提到这个焦虑的时候，打分是 7 分。这伤口疼的影响是 8 分，伤口疼对你的影响更大是吗？

访：是的。

答：那你想这次先处理伤口疼的问题？

访：好的。

（三）存想象征物

来访者把伤口不舒服的感觉表述为疼，但经询问和引导，发现这种疼其实是一种很复合的感觉，来访者先后提到了诸如压着、麻木、绷着、顶着等感觉。经不断进行细节性的提问，来访者的感觉渐渐清晰，确认伤口的疼像从上往下别了一把枪，使得行动受限。进而确定靶症状的象征物是一把枪，铁黑色，挺结实，有一二两重，有子弹，枪的温度比体温低一点。枪的形体比较扁，不厚。枪稍微斜一点别在腰间。

咨：你刚才说不舒服的时候提到钢板和枪，能具体说一下吗？

访：就是行动不自由。

咨：此刻你坐着不动，伤口那地方也会有不舒服吗？

访：比较紧绷。

咨：此刻钢板压着的感觉有吗？

访：没有。

咨：不舒服的时候像一个钢板压着？

访：就是觉得很麻木，有一个东西顶着。

咨：是这种压的感觉更强烈呢，还是顶着这个感觉更强烈？还是绷的感觉更强？

访：绷的感觉更强烈。

咨：绷着具体是怎样的一种感觉呢？很紧？

访：嗯。不放松，不自如，受限。

咨：你觉得像是什么东西在那儿使得你的那里不舒服呢？

访：……

咨：比如你刚才提到的钢板啊，枪啊，等等，你感受下，像什么东西在那儿，让你那里感觉不舒服呢？

访：那就像一把枪，有点长，从上往下，别到这儿，你就不能随便动。

咨：你说别在这儿，从上往下是什么意思？

访：就是从腰到胸口，哦就是腰再高一点吧，当时手术的时候有两个引流管，这两个伤口长不好，伤口有一点增生，就是鼓起来了。骑自行车或者走路呀，有的时候不小心搬个东西，就是忘记它，你想干点事情的时候，嗯，这种（疼的）感觉就出来了。

咨：哦，这枪别的具体位置是怎样的？

访：右侧从胸口一直到腰上面。

咨：枪长度大约有多少？

访：40 公分。

咨：枪的宽度呢？

访：最宽的部分有 30 公分吧。

咨：是手枪吗？

访：像盒子套那种吧。

咨：什么颜色的？

访：是铁灰色。

咨：这枪的口径有多大？

访：正常的口径吧，应该是比大拇指要粗，要粗一些。

咨：那就是至少 1 厘米的直径？

访：将近 2 厘米。

咨：这枪有多重？

访：不重，但很结实。

咨：大约有多重？

访：大约一二两。是非常轻的材质。

咨：这个枪是真枪还是仿真枪？

访：真枪。

咨：有子弹吗？

访：应该有。

咨：感觉这枪凉吗？

访：比我的体温低一点，但不是像金属那么冰凉。像一个片状的东西，不是那么立体。

咨：那是说，它不是一把枪，是一个枪的模型，所以它是一个片状的，还说这把枪的造型就是比较扁的？

访：这把枪就是比较扁的。

咨：这枪别在那儿，是垂直的，还是斜一点的？

访：垂直稍微斜一点。

咨：方向呢？手柄在你的左侧还是右侧？

访：右侧。

（四）存想承载物

在象征物明确后，承载物的出现很顺利。来访者说承载物是盒子，材质比较特殊，是一种可以上太空的高科技的金属，钛合金的灰色。盒子是掀盖打开的。盒子有一个暗锁，用专门的钥匙打开它。钥匙有拇指大小。说到这里，来访者很开心，觉得移空很好玩。盒子里边有灰色的海绵，有枪的凹槽形状。

咨：别着这样一把枪，真的会让你不舒服。我们一会儿把这把枪移走，得把它装在一个东西里，你觉得装在什么东西里比较好？

访：这个枪的材质这么高级，这个盒子也必须要能上太空的那种金属，就是又轻又结实。

咨：能够上太空的一种高科技的金属？

访：嗯，是的。

咨：这种金属是什么颜色啊？

访：也是灰色，有点发亮。

咨：是亮灰色？

访：嗯，有点像钛合金吧。

咨：这盒子有多大呢？

访：35×45。

咨：这是长度和宽度？高度呢？

访：25。

咨：35×45×25，公分。

访：嗯。

咨：这盒子是怎么打开的？是那种扣着的还是掀的那种？还是那种……

访：是掀开的那种。

咨：是靠什么掀开的？有折页？

访：对，有折页。

咨：然后盖上之后，有锁头之类的吗？

访：有镶在里边的暗锁。外边有个钥匙孔。就是《庆余年》里面的那种锁，不是穿越嘛，他妈妈就给他弄了一个箱子，就是那种专门的钥匙打开它。

咨：钥匙有多大？

访：造型挺复杂，正常大拇指的大小，挺小。但……（来访者笑）挺好玩的。

咨：是啊，移空的过程很好玩的。这个能上太空的，高科技的金属盒子，它的上下里外都是一个材质的吗？这个底部也是这个颜色和材质吗？

访：嗯，应该是的。像那种我们买的就是比较好的首饰一样，就是它有那种刻的模子，或者是买个什么纪念章呀什么的，里面应该是硬点的那种海绵，上下都有，枪放进去是完全吻合的，有枪形状的凹槽。

咨：海绵是什么颜色的？

访：海绵是灰色的。

咨：你这个盒子打开之后，那个盖子里的海绵也是有凹槽的？

访：有的。锁是从中间开的，（盒子）打开之后各一半。

（五）填写记录纸 A

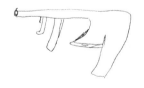
图 2-7　象征物图

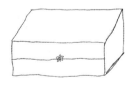
图 2-8　承载物图

（六）三调放松

第二次三调放松状态较第一次效果好，来访者更放松。

（七）清洁与置放

问来访者是否需要对枪进行清理，来访者坚定地说需要，顺利完成了擦拭。问来访者，把枪拿在手里的感觉和刚才感觉到的是否一样。来访者说，将枪进行了擦拭清理，拿在手里感觉比刚才以为的要沉。根据咨询师的提示，来访者检查了盒子的里外，包括盒子的底部，来访者说很干净，不用进行清理。

（八）移动与空境

移动环节进行顺利。最远距离是 190 米。150 米以外的距离，越远越舒服。

在 7 万米时，来访者说看不见了，感觉不到了，心里也不惦记这事儿了，说好过瘾啊。来访者在 7 万米的位置待了一会儿，说像在外太空，什么都没有。来访者又笑了，说觉得很过瘾，没费多大力气就把它（盛放象征物的承载物）弄不见了。

（九）移回与评估

没有移回。前测分数为 8 分，后测分数为 2 分。

（十）填写记录纸 B

未填写。

四、咨询效果

来访者术后，一直受术后疼痛困扰。通过移空技术治疗一次，靶症状影响度由 8 分降到 2 分，疗效为显效。1 周随访为 3 分，1 个月随访为 3 分，仍为显效状态，效果持续较好。

五、个性化事件

1. 三调放松时，来访者笑了。问原因，来访者说家里的小猫在挠自己的脚。

2. 在引导承载物过程中，来访者很开心，说这个过程很好玩。

3. 空境体验时来访者笑了，说好过瘾啊，觉得没费多大力气就把承载物弄不见了。

六、反思

1. 移空能消除手术后疼痛对来访者的影响度，且疗效持续

本案例中，来访者本身是咨询师，掌握一定的咨询技术，也一直配

合医院的治疗，但没有找到很好的对治疼痛的有效办法。移空技术治疗一次即显效，说明移空技术对治疗身体疼痛效果非常明显。

2. 聚焦于来访者感受构建象征物是治疗有效的重要保证

存想过程是我们平时不熟悉的，因此更加需要咨询师的多角度诱导性提问。在这个过程中，咨询师要引领来访者关注自身感受。来访者的靶症状疼痛的象征物最初并不十分清晰，咨询师引导来访者从具体感受入手，运用细节性的提问，始终引领来访者关注自身感受。在"咨询师提问—来访者感受"这样的互动中，来访者对自己的感受逐渐清晰了，象征物自然清晰呈现出来了。

3. 咨询师的咨询状态对双方治疗关系影响重大

移空咨询过程是咨访双方共同探索和解决问题的过程。移空咨询工作过程中，无须过分严肃和死板，无论在静态还是动态作业阶段，都可以由咨访双方共同商讨，甚至可以嘻嘻哈哈，在玩中工作，在工作中玩。本案例中，来访者要解决的问题是肺癌手术后的疼痛，肺癌手术对来访者而言是创伤事件。但在咨询过程中，咨询师稳定、轻松的工作状态，给来访者创造了一个安全、放松的咨询环境。构建承载物完成后，来访者笑着说"很好玩"，感受到空境后，来访者觉得这个过程"很过瘾"。咨询师也不觉得是在按部就班的工作，很享受这样的过程，咨访双方就像共同创作一个好玩的游戏。在这种有趣的互动中，咨访双方共同轻松完成了移空操作，并且效果较好。

（本案例报告已在《心理咨询理论与实践》2021年9月第3卷第9期发表，收入本书时略做修改）

案例 *8*：头迷糊·雾霾似的气（殷洪波）

来访者女性，82岁，咨询师的母亲。主诉头迷糊。靶症状是脑袋里混浆浆的，影响度前测10分。象征物是一团像雾霾似的气体，承载物是塑料袋和竹筐。移动至250米处，东西看不见了。最后移动到太空，进入空境体验。影响度后测1分。

一、来访者简况

来访者女性，82 岁，系咨询师的母亲。头迷糊的症状已经持续二十余年，有时候醒来或突然一转身就会忽悠一下，该症状对来访者日常生活影响很大。来访者于三十余年前因外力碰撞左前额导致头部疾病，经医生诊断为脑膜瘤，保守治疗、服药近 5 年。从那以后经常感觉头部迷糊，经医生检查未能明确原因，未治疗。

二、初始访谈

此前，来访者突发牙齿肿痛，经咨询师一次性移空咨询即取得显著效果。这次，来访者主动提出要咨询师尝试用移空技术解决这一多年顽疾。来访者自述头迷糊的症状持续时间长、影响度高，咨询愿望强烈。

来访者对要解决的问题表达清晰、感受性较好，有过接受移空咨询的经验，能做三调放松。咨询师评估可以进行移空咨询，并征得来访者知情同意。

基于来访者要解决的问题是长期的、非心因性生理症状，咨询师将本次咨询目标定为缓解"头迷糊"对来访者的影响程度，而不是消除症状的影响度。考虑到来访者年龄、身体状况等因素，咨询师决定采用简化移空咨询来进行。

三、咨询过程

（一）三调放松

来访者有三调放松的经验，因此咨询师直接引导来访者做三调放松。来访者三调放松顺利，经目测判断其进入深度放松状态较快。在 4 分钟后缓慢睁开眼睛，其表述头脑有些清明了，混浆浆（混浊）的感觉好多了。

（二）确定靶症状

三调放松后，咨询师询问来访者想处理的问题，来访者表示要处理头迷糊的症状，即睡觉醒了或者突然一转身就忽悠一下，有一次差点摔倒，影响度 10 分。

这个环节用时仅 2 分钟，来访者对症状的表述确定而清晰，于是把此次移空咨询的靶症状确定为"头迷糊"。

（三）存想象征物与承载物

咨询师稍加引导，来访者的象征物和承载物就自然出现，过程很顺利。

象征物是一团像雾霾似的气体，灰色，有的地方发黑，界限不清，没有味道，密度像空气那样。承载物是一个直径 20 厘米的像烫头用的塑料帽子那样的塑料袋，塑料袋口有一条白色抽紧带。然后把这个塑料袋放进一个边长 25 厘米的竹筐里。竹筐是竹子的黄色，竹子条挺密，没有缝隙，竹筐有一个盖子，盖子边缘有一圈凹进去的沟，正好可以盖紧，竹子表面光滑。

咨：迷糊的时候啥感觉？

访：就像脑袋里有一团雾似的，乌七八糟的。

咨：那团雾是什么样子的？

访：就在头的左边后半边，像雾霾一样的，乱糟糟的。

咨：像雾霾一样，什么颜色？

访：嗯，灰色的，有的偏黑。

咨：哦，它是均匀的呢，还是一块黑一块灰？

访：不均匀，一块一块的。

咨：嗯，这团雾霾大概有多大？

访：大概占到脑袋的四分之一吧，但不是正好的，边缘不清，这块多一点那儿少一点，乱的。

咨：嗯，那密度是啥样的？是气儿呢？还是里面有颗粒的？

访：就像一团气那样，像空气。

咨：有重量吗？

访：说不清，就像空气。

咨：有味道吗？

访：没有味道。

咨：哦哦，那你怎么把它装起来拿走？

访：装在一个就像气球里，然后给它扔走。

咨：嗯，怎么装气球里？

访：嗯，拿一个像烫头时戴的那个塑料帽，贴着头皮戴在脑袋上，然后把口收着、压着，一点点把气儿收紧，都装在里面，把口一扎。（来访者一边说，一边用手比画着已经操做了）

咨：好，那现在那团雾霾装在塑料帽子里面了？

访：装好了。

咨：袋子口扎紧了吗？

访：扎紧了。

咨：那你说说这个塑料帽子大小、颜色？

访：就是烫头用的白色帽子，塑料的，大概有20厘米直径那么大。

咨：哦，那个袋子口用什么扎紧的？

访：就是像烫头的帽子口有一圈白色的松紧带那样。

咨：嗯，白色的塑料袋，20厘米直径那么大，袋口是白色的松紧带扎紧的。那这个袋子有重量吗？

访：有点吧，就像装了空气的塑料袋，挺轻的。

咨：那这么轻的塑料袋，要不要再给它装在一个什么盒子里，一会儿好移动啊。

访：可以，装在一个竹筐里吧。

咨：什么样的竹筐？

访：就是正方形的，能有25厘米这样一个方的竹筐。

咨：是边长25厘米的立方体那样的竹筐吗？

访：对。

咨：竹筐的颜色？

访：就是竹子那样的黄色。

咨：嗯，有盖吗？

访：有一个盖，正好能扣上。

咨：这个盖有一圈沿儿吗？

访：有一圈凹进去的槽儿，正好能扣上。

咨：竹筐摸起来感觉光滑还是粗糙？

访：挺光滑的。

咨：竹筐的竹子条之间有没有缝儿？还是挺密的？

访：就像咱家那个竹筐，没有缝儿。

咨：嗯，25厘米边长的正方体竹筐，竹子黄色，挺光滑的，没有缝隙的，有个盖子正好盖紧的。有没有把儿？

访：没有。

（四）移动与空境

在移动之前，咨询师引导来访者又做了一次三调放松，并且对装载了象征物的承载物进行加固。

咨：这个竹筐的盖要不要拿什么缠上，以免移动时开了。

访：那就拿一根线儿缠上吧。

咨：一根什么线儿？多粗？

访：四股白线搓成的绳儿，从四面缠上，系紧。

咨：好，现在看看这个竹筐里外干净不？需要清理一下吗？

访：挺干净，不要清理。

咨：好。现在再做一下三调放松。

（过程省略，做完三调放松，来访者表示头脑更清明了）

咨：然后可以轻轻闭上眼睛，刚才咱把脑袋里的雾霾装在了一个20厘米直径的塑料袋里面，又把这个塑料袋装在了一个25厘米正方体的竹筐里，用绳子绑结实了。现在你可以坐得舒服点儿，把这个竹筐放在眼前，与眼睛水平，能不能看清它？

访：能。

1. 初始移动

眼前 –10厘米 –30厘米 –50厘米 –1米 –40厘米 – 眼前 –1米。

2. 可见移动

1.5米 –2米 –1米 –2米 –3米 –5米 –3米 –6米 –10米 –15米 –12米 –20米 –30米 –50米 –20米 –60米 –80米 –100米 –120米 –150

米 –80 米 –100 米 –160 米 –180 米 –200 米 –220 米（一个小点）–250 米（看不见了，感觉得到）。最远距离 250 米，无最佳距离。

3. 超距移动

250 米 –300 米 –500 米（感觉不到了，还有这个事儿，询问想让它更远吗，回答想）–1 公里（没有概念了）–10 公里（还有这个事儿，想把塑料袋扎破，竹筐砸碎）–50 公里 – 太空。

4. 空境体验

轻松，没有感觉，停留 1 分钟。

咨：太空里什么感觉？

访：轻松了，没啥感觉了。

咨：在这个感觉那里待一会儿。

访：（待了 1 分钟左右）

咨：现在再感觉一下，这个对你的影响，打个分，10 分是影响最大，0 分是没有影响。

访：还有 1 分吧。头脑真的清凉了，没有乌糟糟的感觉，特别清明轻松。

（五）移回与评估

没有移回。靶症状影响度后测 1 分。

四、咨询效果

靶症状影响度由 10 分降到 1 分，属显效。

来访者当即反馈：头脑清凉了，没有乌糟糟的感觉，特别清明轻松。

1 个月随访，来访者反馈：影响度为 0 分，好多年的头迷糊彻底好了，心情特别好。

1 年随访，来访者反馈：影响度为 0 分，二十几年的头迷糊彻底好了，不仅没有乌糟糟、混浆浆的感觉，还觉得有点凉丝丝的，头脑很清爽，这个技术太厉害了。

五、个性化事件

1. 来访者三调放松效果好，能达到深度放松。

2. 超距移动到 10 公里时，来访者表示想把塑料袋扎破，竹筐砸碎。

六、反思

咨询师曾运用移空技术为来访者处理突发性牙齿肿痛，效果很好，来访者由此对移空技术信任度提升。这次咨询是来访者主动提出，其咨询愿望强烈，且明确要求使用移空技术。信任是咨询的良好开端。

来访者共做了两次三调放松，第一次做完后，来访者表达"头脑有些清明了"；第二次做完后，来访者表达"头脑更加清明了"。虽然咨询师没有在三调放松后询问其靶症状影响度是否有变化，但从来访者表情、语言中能感受到轻松。三调放松对此次移空咨询取得很好效果发挥了重要作用。

来访者虽为 82 岁高龄，其具象化能力仍较好。咨询师能感受到，来访者对与其共处二十几年的靶症状很"熟悉"，在三调放松之前能大概表达感受，在三调放松之后其感受更清晰、描述更确定，很好地具象出"一团雾霾"。

来访者的靶症状持续时间长达二十多年，医生也弄不清病因未做治疗，而移空技术可以不问原因，不管病程，无需诊断，只要当下有负性心身症状就可以处理。本次咨询的效果即时显效，且 1 年随访影响度仍为 0 分，疗效保持。由此可见移空技术的优势。

（本案例报告已在《心理咨询理论与实践》2022 年 5 月第 4 卷第 5 期发表，收入本书时略做修改）

案例 9：心颤抖·蹦床（张海英　经纬）

来访者女性，72 岁，主管会计退休。确诊为子宫内膜癌，同时有心衰、室颤、心动过速等病情，正在医院诊治。同一时间段连做两次移空：第一次靶症状为心颤抖，影响度未评分。象征物是 4 个小孩在跳蹦蹦床，将象征物拆除后，来访者心里颤抖乱跳的症状也随之消失。影响度未评分。第二次靶症状为腰酸沉，影响度未评分。象征物是一大瓶老陈醋，承载物是一个塑料桶。移动到 47 米东西看不见了，并进入空境体验。来访者腰不酸了，感觉很舒服，影响度未评分。

一、来访者简况

来访者女性，72 岁，主管会计退休，之前对移空技术未有了解。

来访者于 2021 年 3 月的一般性检查中怀疑为子宫内膜癌，但因恐惧未做进一步检查，后同年 8 月经某三级甲等肿瘤专科医院专项检查，确诊为子宫内膜癌。同时来访者有心衰、室颤、心动过速等问题，在另一家医院诊治。

二、咨询师评估

（一）咨询师对来访者感性认识

咨询师见来访者在床上躺着，虽显有气无力，但愿意和咨询师聊天，情绪正常。

（二）评估

来访者虽受病痛折磨，精神状态欠佳，但有较强的交流欲望，对自身的情绪、主观想法及生活事件表述较为清晰，自知力正常，感受性良好。咨询师评估无危机风险。聊天中发现来访者有明确要解决的负性症状，负性感受明显，决定尝试聊天中应机切入移空操作。

三、咨询过程

来访者是咨询师的亲属，咨询师去家中探望生病的来访者。见来访者在床上躺着，有气无力的感觉，咨询师于是坐到她的床边椅子上，以聊家常的方式询问来访者为何不去晒太阳，是不是哪里不舒服。发现来访者回应中有明确的适宜用移空技术处理的负性感受，并对来访者做了理性评估后，在接下来的闲谈中随机切入了移空技术流程，没有告知来访者是在为她治疗。

咨询师为来访者共做了两次移空，先后处理了两个症状，共用时 70 分钟左右。

第一次移空处理的靶症状是心里颤抖、乱跳。象征物是 4 个小孩在跳蹦蹦床。来访者在具象中将 4 个跳蹦蹦床的小孩劝走，又找公园里的工人师傅帮忙拆掉蹦蹦床后，来访者心里颤抖乱跳的症状也随之消失，述非常平静，心里觉得特别舒服。

以下是第一次移空关键对话摘录。

咨：你身体哪里不舒服，以至于躺在床上不去晒太阳了，那可是你最喜欢干的事儿了。用你自己的话说叫作走进大自然，神清气爽。

访：没力气了。心里似乎老要颤抖起来，扑腾扑腾乱跳。腰也不得劲儿，酸沉酸沉的。就是躺着也不觉得舒服。（语声低微，气虚气短）

咨：心里乱跳又要颤抖，那是真的很难受。你觉得在生活中有什么场景和这个相似呢？（因为患者太过虚弱，为节省她的精力，咨询师给了她生活中常见的一些情景）像一根绷紧的绳子被弹起来那样颤抖？像小孩跳蹦蹦床那样颤抖？不要着急回答我，用你自己的身体去感觉，看看什么场景更适合你现在心里乱跳又颤抖的感觉。

访：（比较紧张，很认真的表情）

咨：不要着急回答我，现在和我一起做，放空你的大脑，放松你的身体，当下只关注你自己呼气时的感觉。慢慢来，不急的。用你自己的身体去感觉它究竟怎么不舒服。

访：（约 4 分钟）找到了，感觉有 4 个小孩在跳蹦蹦床，我的心里乱跳就像那张跳动的弹力网。

咨：非常棒，点赞。既然你觉得看到这种情景你感到很不舒服，我们把它假装移走如何？看不见它了，说不定心里乱跳颤抖就好了呢。我们尝试一下如何？

访：好的，不反对。

咨：假装移走，怎么移走？自己想办法哦。

访：（表情专注，身体放松状态）我把 4 个小孩劝走了。

咨：这不是最佳方案吧。要再有别的孩子来蹦呢，你总不能总在这里守着吧。

访：也是。应该拆掉蹦蹦床的网。我怎么没想到呢。

咨：我看你一个人做不了这事儿。蹦蹦床放在公园里，你应当去找公园里的工人师傅帮忙。

访：好。知道了。

咨：（过了一小会儿）怎么解决的？

访：我找到公园工作人员，向他们说明了情况，他们扛着梯子帮助我来了。来了3个人，3个师傅都挺爽快的。

咨：你真幸运，这么多人帮你。

访：（欢喜的表情）我看得清清楚楚，这个蹦蹦床有六个铁桩，蹦蹦床的网就拴在铁桩上的环上。我看着师傅们解网绳，解开1个了……解开2个了……解开3个了……师傅们熟门熟路，配合默契，解得可快了……（约过了10分钟）他们解完6个结了，把网收起来放进仓库里了。我向他们表示了感谢。

咨：你现在感觉一下，心脏是什么感觉？

访：心脏？（特别高兴）没感觉了，非常平静，心里特别特别舒服。出气畅快了。

第一次移空处理结束后，咨询师发现效果显著，来访者身心状态有明显改善，来访者精力情绪等均允许接着进行第二次移空处理。于是理性评估后，果断切入第二次移空处理，该次移空处理的靶症状是腰酸、沉。腰酸的象征物是一大瓶子的老陈醋，在咨询师的引导下，来访者用4斤糖中和醋。接着继续处理腰沉的症状，来访者用注射器吸出中和的液体，放进空的可乐瓶，又把瓶子放进一个白色塑料桶，将塑料桶移至看不见、完全没有印象后，来访者觉得很舒服。

以下是第二次移空关键对话摘录。

咨：你的心脏舒服了，你的腰现在感觉怎么样？比我刚来时有什么变化吗？

访：腰还是酸沉，又有点软。反正不知道究竟怎么难受吧。

咨：跟着我做，现在放空你的大脑，放松你的全身，只关注你自己的呼气状态……慢慢用身体去体会你的腰到底是怎么不舒服呢？

访：相比较而言，腰还是酸沉引起的不舒服。

咨：酸？去感觉它，有多大范围？是身体表面还是身体里面？酸的程度如何？我们吃过杏子、梅子、米醋、老陈醋等，像哪种酸呢？

访：老陈醋那样酸。

咨：你觉得老陈醋在那存了多少呢？几斤几两？

访：觉得有大可乐瓶子那么多吧。

咨：（咨询师觉得先要解决酸然后再解决沉，怕患者太疲劳，就给她节省时间直接给出建议）我看放糖把酸中和，你就不酸了，先给你4斤。

访：好。

咨：你想象把糖一点一点放入去中和你的酸，去体会酸的改变过程。

访：好。

（再现专注神态约6分钟）

咨：糖够用吗？不够我再去买，足量供应。

访：刚刚好，腰不酸了。（来访者在床上活动活动腰）

咨：现在需要你把多余的让你腰沉的液体移出体外，能做到吗？

访：可以。

咨：用负压吸水用具吸液体？

访：不用。大粗管的注射器就行了。我自己可以做到。

咨：我不打扰你了，你自己把多余的液体移出你的身体之外吧。吸出来的液体要放到容器里移走，你准备放什么容器里？

访：空可乐瓶子吧。我家刚好有个绿色大的。

（约4分多钟后）

咨：身体里的液体抽吸干净了吗？

访：吸干净了。开始我找来的是小可乐瓶子，盛不下，我又换了个大的，快装满了。

咨：你把它清洁一下，包装好，一会儿我们要把它移走，不要让液体撒出来。包装好了告诉我，并且告诉我你是怎样包装的，记住一点，所有包装用品都要做好清洁工作。

（做得很认真，很仔细）

访：找个白色带盖塑料桶把瓶子放进去，周围固定好，盖盖粘上胶条。

（咨询师看来访者有些疲劳，带着她做了三调放松）

咨：准备好了吗？我们可以开始移动了吗？

访：准备好了，没问题的。

咨：把你打好的包装放到你眼睛正前方向，人不动，你感觉你可以移动它吗？

访：可以，不难。

咨：先向前移动 1 米，到了点头示意我。

访：好。

咨：向前移动 3 米。

访：到了。

咨：再移动 5 米

访：到了。

（直到移到 40 处，移动物变得模糊不清了）

咨：再向前移动 7 米。

访：到了。

咨：还看得见吗？

访：看不见了，什么都没有了。

咨：被移走的物体还有印象吗？

访：什么印象都没有了。

咨：好。那你就在被移动物体消失的地方停留一会儿，看有什么样的感觉吧。

（2 分钟左右）

访：很安静，就是太黑了，可也不害怕，挺舒服。

咨：既然舒服就多享受一下那种感觉吧。

四、咨询效果

本次运用移空技术共处理了来访者的两个大症状，心里颤抖和腰酸沉，均未评分。咨询师去探望来访者的时候，当时来访者就躺在床上，说话有气无力，精神不振，面色暗黄还有些气肿的感觉。移空咨询结束后，咨询师刚到客厅坐定，来访者就穿好衣服出来和咨询师聊天了，这时可以用精神抖擞来形容，注意此"抖"非彼"抖"。来访者说："我吃了这么长时间的药都没有吃出什么效果来，你和我聊了一会儿天，你也没用药也没动针，我这里心也不抖了腰也不酸了人也精神了，你真成神医了。"咨询师说："我不是什么神医，我是治'神'的医生。"随后咨询师给来访者简单地介绍了移空技术治疗的相关知识，来访者说这种治病方法闻所未闻，但治疗疾病效果还真是"话到必见神效"呀。

五、个性化事件

1. 咨询师去探望生病的亲戚，闲谈中随机切入移空技术，并没有告知来访者是在为她治疗。

2. 象征物是 4 个小孩在跳蹦蹦床，来访者将 4 个跳蹦蹦床的小孩劝走后，咨询师建议来访者找人帮忙拆掉蹦蹦床。

3. 第一次移空处理结束后，咨询师发现来访者精力情绪等均允许，紧接着给来访者做了第二次移空。

4. 第二次移空处理的靶症状是腰酸、沉，象征物是老陈醋，咨询师引导来访者先用 4 斤糖中和老陈醋，然后再一并移走。

六、反思

1. 移空技术是一项基于中国传统文化的本土心身治疗技术，传统文化的特点之一是理论背景深厚、意义深远但又很接地气、贴近生活本身。移空技术有着浓厚的传统文化特点，移空技术的治疗其实越生活化越好，而不是说一大堆理论知识。运用移空技术最高的境界是不显山、不露水，玩着就把病治了。

　　此案例咨询师去探望生病的亲戚，闲谈中随机切入移空技术，并没有告知来访者是在为她治疗，在拉家常式的轻松聊天中就完成了移空咨询。本案移空技术的治疗过程也很生活化，第一次移空处理的象征物是"4个小孩在跳蹦蹦床"，这生动地表达了"心里乱跳"的靶症状。在咨询师自然地引导下，来访者处理象征物的方式也很生动，"我把4个小孩劝走了"。移空技术的象征物其实越通俗越好，并非要复杂、奇特，把生活中鸡毛蒜皮的小事信手拈来用上就最好。这个移空案例整个过程做得很灵活、不死板，虽然有的地方并不符合移空技术的操作规范，但较为生动地体现了移空技术中所蕴含的传统文化的开放性、生活化、灵活性的特点，总体而言不失为一个好的移空案例。

　　2.同时也应注意到，咨询师能够在此案例中不知不觉地带领来访者切入移空流程，达到良好咨询效果的个性化辅助因素。本案例中，除了咨询师的移空经验丰富，对移空流程的灵活掌握外，咨询师和来访者之间的亲属信任关系、咨询师的工作背景带来的信任度增加，咨询师在日常工作中总结内化的和来访者聊天的语言运用技巧，以及力求照顾来访者感受的习惯，都可能起到了相应的辅助作用。

　　3.移空技术是一项注重感性的技术，虽然理论背景较深，但应用中并不需要高深的理论。移空技术治疗在临床中应当如何应用，还要在实践中找到更适合自己的方法。移空技术熟练掌握了以后，可以灵活运用，如不必拘泥于10个操作步骤的顺序或完整；如存想象征物时咨询师要回到来访者的水平去引导，要灵活、不能死板，等等。移空技术虽然入门快，但真正做好并不容易，移空咨询师要有开放的姿态和眼界，要有广阔的知识背景，还要有日常生活经验，这些是做好移空技术的"功夫在诗外"。

　　（本案例报告已在《心理咨询理论与实践》2022年1月第4卷第1期发表，收入本书时略做修改）

案例 *10*：腰疼·橡皮筋 (赵昆)

来访者男性，39 岁，教师。主诉久坐后腰疼，带着整个后背和肩膀都疼。靶症状为腰疼，影响度前测 7 分。象征物为食指粗细，两根 1 米长的橡皮筋，承载物是黑色保险箱。移动到 200 米处，东西看不见了。移动到 2 万米处，进入空境体验。影响度后测 1 分，1 周随访 1 分。后又进行个月、3 个月、1 年回访，疗效保持稳定。

一、来访者简况

来访者男性，39 岁，教师，长期伏案工作。备课或批改作业等工作过后，经常出现腰疼，随后带着整个后背和肩膀都疼。来访者十多年前曾被确诊为强直性脊柱炎，坐、立时间不能超过 2 小时，腰疼这一症状影响工作生活十几年。

二、初始访谈

来访者衣着得体，性格较为安静，气色不佳，神情疲惫。

来访者诉腰不舒服这一躯体症状影响正常工作和生活很多年，曾去医院治疗，未见起色。希望用移空改善腰疼的愿望较强烈，治疗目标明确。

来访者无精神障碍，无自杀、自伤及伤害他人的风险，无药物、酒精依赖的情况和既往史。咨询师评估可以使用移空技术治疗。

咨询师向来访者介绍了移空技术，并说明本次治疗设置是网络视频咨询，免费。

三、咨询过程

（一）三调放松

三调放松前看到来访者坐在沙发椅上，考虑到沙发质地偏软且跟日常工作生活常坐的椅子不一致，建议更换了更接近日常坐的木质办公椅。

咨询师指导来访者坐在木椅的前 1/3 处，伸腰直背，调整坐姿，使其身体以最放松的姿势坐着。同时做缓慢的深呼吸，注意力放在呼气上，不管吸气，随着每一次的呼气，将身体中不舒服的感受和头脑里的一切念头都排出体外。3 分钟后来访者表示感觉轻松、平静。

（二）确定靶症状

来访者明确表达要处理腰的问题，经过询问得知，来访者坐下的时间一旦超过两小时，就会感到臀部到后背肌肉僵硬、酸疼。最后确定是腰部疼为主要症状，问题影响度为 7 分。

咨：今天还是要处理腰的问题吗？

访：嗯，想处理一下腰的问题。

咨：腰咋了？

访：坐不住，坐不久。

咨：大概能坐多久？

访：两小时。

咨：超过两小时会不舒服吗？

访：对，疼。带着整个后背都疼。

咨：这种情况多久了？

访：如果算的话，得十几年了。

咨：那还挺影响正常的工作生活的。

访：对。

咨：不舒服的表现，具体能详细描述一下吗？

访：感觉臀部到背部，肌肉疼，僵硬，开始酸疼。

咨：你觉得酸更重一些还是疼最重一些？

访：疼更重一些。

咨：你感受一下疼对你的影响有多大？ 0 到 10 分，你觉得现在有几分？

访：有 7 分。

（三）存想象征物

咨询师引导询问来访者疼的区域和形状。来访者在具象思维中明显感受到，疼痛点来自骶髂关节和腰部连接的"H"形状的相交位置。

象征物是两条1米长的橡皮筋，食指粗细，温度高于体温，颜色深于皮肤。

咨：疼的区域有多大？

访：臀部接触板凳面以上，到后背一直到肩膀。

咨：主要哪里最疼？

访：主要疼是在臀部的两块肉这，腰部肌肉这（指向身体）。

咨：这是一个什么形状？

访：（用手来比画形状）

咨：T字形？

访：是两条棍，H形，中间有个连接腰部的H。

咨：哦，是H形。是你的骶髂关节的形状吗？

访：对，之前做个CT，骶髂关节骨质硬化。

咨：H形状里面有没有脊柱？

访：没有脊柱，H两侧向上到肩膀到臀部。

咨：今天下午坐的时间长吗？

访：还行不长，有一个多小时了吧。

咨：那这会儿腰还疼吗？

访：嗯，疼。

咨：什么样的一种疼呢？是针扎的疼还是火烧的疼，还是一种什么样的疼呢？

访：针扎的疼。

咨：扎在H的什么部分？

访：中间横的接触点上。

咨：能具体说一下这个接触点和下面的地方疼的感觉吗？

访：感觉肌肉特别硬，用手揉，明显感到僵硬，没有正常的那种柔软，两块筋鼓起来一样，像崴着脚一样。

咨：是什么东西鼓起来的？

访：就感觉是腰上的两块筋。

答：闭上眼睛，放松一下，感受当下 H 交叉的位置。

访：感觉两块肌肉鼓起来，往外涨，要冲破皮肤那样。

答：你感觉到是什么东西要冲破皮肤？

访：筋。

答：什么样子的筋？

访：两条柔软的没有骨头，有韧性的皮筋。

答：非常好，你感觉皮筋有多粗？

访：有食指这么粗。

答：两根吗？

访：对，是两根。

答：是分开的还是连在一起的？

访：分开的。

答：有多长？

访：有手臂的长度，从腰到肩膀，1 米吧。

答：什么颜色？

访：比肉色稍微深一些。

答：你感受一下温度，冷的还是热的？

访：热的。

答：高于体温吗？

访：对，高于体温。

答：两根 1 米长，食指粗细，温度高于体温，颜色深于皮肤的两根橡皮筋在那让你感到疼。

访：对。

答：现在能感受到吗？

访：能。

（四）存想承载物

存想承载物的过程来访者分别选取了黑色垃圾袋、鱼皮口袋和保险箱。最后选择了长宽高分别是 1 米、半米、1 米的黑色保险箱承载。

答：如果找个东西把它装起来用什么装？

访：塑料袋。

咨：什么颜色的？

访：黑色的。

咨：像垃圾袋一样的吗？

访：对。

咨：一会儿要移动，你认为安全吗？

访：（思考）不安全。

咨：那就再换一样东西。

访：鱼皮口袋。

咨：还有什么可以装置的东西吗？

访：保险箱。

咨：什么样的保险箱？

访：黑色的，竖长的。

咨：有多长？

访：大概有 1 米长左右。

咨：多宽？

访：宽的话，半米。

咨：多高？

访：1 米高。

咨：有门吗？

访：有门。

咨：门上有什么？

访：门上有旋动的密码和按钮，还有一个屏幕。

咨：有牌子吗，什么标志？

访：没有标志，有个红色的牌子，看不清。

咨：牌子上有什么字母或者汉字吗？

访：有 a、u。大写的 A，小写的 u，剩下的看不清。

咨：门在正面吗？

访：对，在正面。

咨：左右开的吗？

访：左面是把手，往右开的。

咨：右面是折页吗？

访：对，是的。

咨：右面有液晶屏，旋钮，把手还有什么吗？

访：没有了。

咨：尺寸是？

访：50（厘米），1米。

咨：橡皮筋可以装进去吗？

访：正好。

（五）填写记录纸 A

来访者在咨询师指导下填写记录纸。

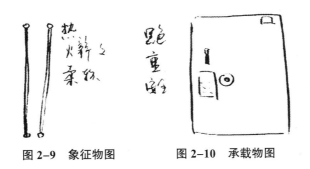

图 2-9　象征物图　　　　图 2-10　承载物图

（六）三调放松

再次进行三调放松，用时 2 分钟。

（七）清洁与置放

来访者非常轻松地完成了象征物的分离和清理。仔细检查保险箱确定承载物为新的不需清理。将象征物置放在承载物后，最后还给保险箱设置了密码。

（八）移动与空境

1. 初始移动

来访者将承载物从眼前移至 1 米 –3 米 – 眼前 –5 米 –10 米，重复两次。来访者表示保险箱变小了。咨询师观察到来访者眉心松动，表情放松。

2. 可见移动

可见移动中最远距离是 200 米，没有最佳距离。

3. 超距移动

移动至 300 米看不到保险箱了，感觉它还在。此时来访者已进入空境，继续移动到 3000 米，来访者表示看不到也感觉不到了。移动到 20000 米时，来访者表示也不想这事了。

4. 空境体验

空境体验 1 分钟。

（九）移回与评估

来访者表示不想移回。影响度从 7 分降到 1 分，疗效为显效。

（十）填写记录纸 B

未填写。

四、咨询效果

来访者职业为教师，长期从事伏案工作，腰疼症状明显，经过移空技术咨询，腰疼影响度从 7 分降到 1 分，达到显效，困扰来访者多年的久坐腰疼症状得到了有效缓解，1 周随访时来访者表示，从原来"坐两小时腰就疼"到现在"坐个一上午也想不起来腰疼这事了"。1 个月、3 个月、1 年回访，疗效保持稳定。

五、个性化事件

第一次三调放松前更换了一次座椅，由沙发椅换成了相对硬一点的木质座椅。

六、反思

1. 靶症状精准。移空技术针对的症状是负性感受，分为心理、生理两种，心理症状主要是负性情绪，生理症状主要是负性感觉，当靶症状为生理症状时，需明确负性感觉的部位。此案例处理来访者腰疼这个症状时，咨询师没有着急构建象征物，而是指导来访者反复感受腰疼的具体部位，最后确定靶症状为臀部到后背肌肉的疼，并进一步聚焦到腰和骶髂关节交叉的"H"形状交点上。靶症状部位的具体和准确为后续顺利引导象征物打下了良好基础。

2. 象征物贴切。移空技术并不直接处理症状本身，而是处理靶症状的象征物。象征物是靶症状的表达，越贴近靶症状越好。存想象征物时，咨询师引导来访者放松而专注地感受"H"交叉部位的疼，贴着来访者的心身感受仔细询问，来访者表示"感觉两块肌肉往外涨，鼓起来要冲破皮肤"，咨询师接着顺势问到"是什么东西要冲破皮肤？"这时象征物两根橡皮筋应声落地。呼之欲出的象征物往往更加准确，这两根橡皮筋既准确又简明地表达了靶症状的特点，鲜明而生动。象征物的贴切是取得好的疗效的重要因素之一。

3. 移空技术对生理症状也有良好疗效。移空技术可处理的症状不仅是心理的，也可以是生理的，移空技术虽然从心理角度切入治疗，但如果能够引导来访者进入具象思维的作业状态，许多生理症状可以迎刃而解。因为具象思维是心身活动，不仅是心理活动。此案例存想象征物时两根橡皮筋的栩栩如生、承载物保险箱的清晰可见以及移动过程中咨询师观察到来访者的表情变化等身体语言，均说明来访者进入了较好的具象思维状态。从移空技术的临床实践看，它不仅对多种心理障碍有良好的疗效，而且对多种现代医学认为的生理性疾病也有良好疗效，故其作用机制并非只局限于心理。此案例相对成功地处理了生理疾患的难治性疼痛。

（本案例报告已在《心理咨询理论与实践》2022 年 4 月第 4 卷第 4 期发表，收入本书时略做修改）

案例 *11*：头脑烦乱·杂草（姜恒坤）

来访者女性，30 岁，教师。1 年来失眠，睡前多思。靶症状为头脑烦乱，影响度前测 7 分。象征物是杂乱无章的一堆草，承载物是纸盒子。移动超过 50 米处，东西看不见了。300 米处进入空境体验。影响度后测 0 ～ 1 分。

一、来访者简况

来访者女性，年龄 30 岁，教师，主诉失眠近 1 年。来访者表现有点焦虑，讲话喋喋不休，没有主次。想解决的问题是睡眠前老是想事情，控制不了，感觉有些烦、闷，入睡困难，入睡后容易醒，影响第二天工作质量。

二、咨询过程

（一）三调放松

三调放松开始时来访者总是平静不了，身体也坐不直，心乱。经多次三调放松，咨询师反复提示注意呼气，每次呼气把头脑中的想法排空，方逐渐进入状态。

（二）确定靶症状

在开始的交流中，来访者喋喋不休，没有条理。咨询师慢慢引导来访者从睡不着找原因，发现是脑子中有影像，想事情止不住。然后进一步诱导到感觉症状，最后确定靶症状为头脑烦乱（间接反映的就是失眠的主要因素，自我控制力不足）。影响度 7 分。

访：就是……就是……嗯（睡觉前）爱想。爱想，嗯……也想不出什么道道来，嗯……也不是想怎么办……嗯……老是重复事情发生的过程，就是……事情是什么事？哎呀，他又怎么说？又怎么地了？但是晚上睡觉之前我要是不想的话，我就会觉得很空洞，可能是（睡前）想习惯了，现在就是，就是，努力克制自己不想，（达到）睡觉就是睡觉。

咨：（睡觉前）被迫自己非要把今天的事情想一遍？

访：我觉得已经不是强迫自己，已经是习惯了，现在是我是强迫它不去想，然后睡觉，是这个样子。我可能是紧张？焦虑？嗯……也不是很紧张，也不是很焦虑。一过 11 点，睡不着觉的话，胸稍微有点闷了。心烦，就要起来走一走，喝点水，喘口气，哎（做了一个长叹气动作），这样子。……就是脑子里不知是神经的事，还是大脑、心理的事？我现在尽量控制不想。

答：刚才你说11点以后什么？有胸闷？

访：11点之后就是睡不着，想走走，就是哎（又做了一个长叹气动作），喝点水呀什么的，我想睡觉就是睡觉，脑子不乱想。…………我是不是有点焦虑？

答：咱现在不想这些是不是焦虑，我现在帮你把这些处理掉，你就没有那些担心，睡觉前就不会有那些要起来走一走的想法，是不是把前边这些问题都处理掉你睡觉就会好一点？

访：嗯。

答：咱们现在处理你睡觉前的这些想法。我帮你分析一下，你睡不着觉，就是自己脑子老是控制不住地想这些事情，心里烦。我们解决掉它，把它移走，好吧？

访：移走？好。就是这些挺杂（乱）的。

答：我们把这些杂乱的东西想象成一幅画也好，一个物件也好，一堆麻也好，我们把它移走。

来访者理解并能够配合进一步移空操作。

（三）存想象征物

咨询师利用了视、触、嗅等感知，诱导来访者逐渐具象化象征物。是有叶子向上生长的一堆草，绿苗状，绿色，有亮的光泽，没有气味，面积有50厘米×50厘米，重量约2斤（1000克）。

访：我现在什么也不想，两眼中很黑。

答：很好，就是这个状态。达到这个状态就最好，别管是'亮'，还是黑。注意呼气，把你这个睡觉前头脑乱问题想象成一幅画或者一个物体，乱麻也好，一幅画也好，还是一个物件？然后告诉我。

访：想象杂草行不，乱七八糟？

答：也可以，想象杂草什么样的？

访：就是细的那种，这么高的（手比画），一丛一丛，细的。

答：这个草是什么颜色？

访：绿色的。

咨：草的高度多少？

访：这么高（用手比画高度），不到半米。

咨：半米？

访：哦，差不多，不到半米，地里边长的那些。

咨：50公分高，好的，是细的草，宽的？

访：细的，跟绿苗似的。

咨：哦，绿苗状的。那这个草有没有什么味道呢？

访：嗯……

咨：那就是没有什么味道？

访：嗯……

咨：有没有光泽？

访：有啊，绿色的，亮的。

咨：绿色的，亮的。不是枯黄色的，是吧？哦，那就是高有50厘米，半米的，绿色的这么一丛草？大体能有多少？

访：大体这么多（用手比画），1平方米吧。

咨：哦，这么多？

访：我想的不是一个（草），就是这么一堆。

咨：可以可以，一堆，大约面积有多少？

访：面积……嗯，1平方米？

咨：那就是长宽各1米？

访：1米多大呀，平常？半米也行。

咨：你就想象就行，无所谓，多大都行。

访：眼前那么一堆。

咨：哦，那就是小一点，50公分？50公分，跟它的高一样？

访：嗯。

咨：把这个给它一个重量，你觉得大体能有多重？

访：3至5斤呗，嗯，草，还是算土、不算土？

咨：哦，还有土吗？

访：可以选择土吗（微笑）？

咨：可以可以，没关系，你就想就行。

访：没有土就枯死啦（笑起来）。

咨：嗯，枯了没关系呀，枯了我们就把它扔掉就行了，无所谓。

访：哦，没有土也行。

咨：那你想这个草多沉？

访：哦，1斤？两斤？……

咨：想象一下这个草能有？

访：两斤。

咨：……是一丛，这个大约宽、长50公分面积的，高50公分的一丛草。绿色的带有光泽的，没有什么味道的，对吧？

访：嗯嗯。

（四）存想承载物

咨询师利用了视、触、嗅等感知通道诱导，诱导出承载物是一个盒子，有装饰及加固过程。来访者在象征物及承载物存想中两次都很干脆回答没有味道。

咨：盒子什么样子？

访：快递那样的纸盒子，正方形的。

咨：纸盒子硬度如何？

访：一折就碎的，纸盒子，很脆的。

咨：盒子颜色是什么样的？

访：棕黄色的。

咨：盒子有没有什么气味儿？

访：没有什么难闻的气味。

（五）填写记录纸 A

3. 象征物图
名称 草（一堆）
画图：

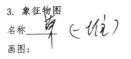

图 2-11　象征物图

4. 承载物图
名称 纸盒子
画图：

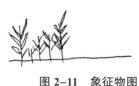

图 2-12　承载物图

（六）三调放松

再次调整比较容易了，很快达到放松。

（七）清洁与置放

分离与清洁环节，比较耗时。象征物草长在脑中（这个没有预见到），需要分离。

答：那现在的话我们就要把这个草（装进去）。你觉得这个草它跟你身体有联系吗？跟你的身体有没有关联？没有的话就是单独的这些草的话，我们就直接可以把它装进去。

访：在脑子里。

答：好，那我们要从脑子里把它清出来，你看看怎么想法子，从脑子中把它怎么清出来？把它清理出来就可以，可以任何法子。

访：什么法子都行？

答：都行，只要你能想得到的。把它拔掉也好，你就把它割掉也好。

访：拔掉放箱子里。

答：哦，拔得掉吗？出来了吗？你觉得它从你的头脑中已经分离开了吗？

访：拔得掉吗？

答：你慢慢分离，用一个什么样的方法把它分离出来？分离干净了就行。你觉得怎么做？慢慢来。

访：就是把它从脑子里去除啊？

答：就是跟你身体两个分开。因为我们要把它移走。它不管在脑袋里，还是在哪儿，你把它拿出来，你得先把它分开。你说它在你的脑子里，把它分出来。

访：就是不想了，就没有了。

答：你得把它拿出来呀。你把它这个草，是你刚才想象的一丛草，然后就把它拿出来。如果这个跟你身体没有关系，我们直接就把它装到箱子里。现在在你脑子里，你先把它清出来，然后把它装到箱子里。

访：放地上割。

答：都拿出来了吗？脑子里边还有什么残留吗？

访：没有。

答：如果有的话你可以把你那个分离的地方做一下清洁，可以把它清一下。……清理好了吗？

访：清理好了。

答：然后把那个一丛草打理一下，整个干净整洁一下。

访：好了。

答：然后呢？需不需要拿什么给它清洗一下？

访：用水清洗。

答：清好了之后告诉我。顺便把那个承载物也要清洁一下。

访：好了。

答：行，然后我们要把这一丛草放到这个承载物里边，轻轻地放在里边，放好了之后再轻轻地把这个盒子合上，然后把它弄好。确定这个盒子很稳固？

访：嗯。

（八）移动与空境

1. 初始移动

从眼前 1 米开始，1 米 –3 米 –1 米 –3 米 –1 米 –3 米 –5 米 –10 米。到 10 米时，来访者看不到承载物了，眼前是黑的。重新移到眼前 1 米至 3 米距离，提醒来访者看清楚。反复几次。

答：10 米，看得见它吗？

访：眼前是黑的。

咨：看不清这个承载物，盒子吗？

访：嗯。

咨：我们再把它移回来，重新移到 3 米距离，看得清楚？你刚才移的盒子，努力看清楚它。

访：嗯。

咨：重新移到 1 米距离，看清楚它。

访：嗯。

2. 可见移动

5 米 –7 米 –10 米（反复几次）；20 米 –30 米 –35 米（确认承载物是否清晰）；50 米（来访者自述移动物成为一个黑点了）。移动期间咨询师询问来访者感觉最舒服的距离有没有？确认移动物变成一个黑点快要消失的距离为 50 米左右为最佳距离。后继续进行可见移动。

3. 超距移动

300 米什么也没有了，空荡荡的，进入空境体验。来访者在空境中停留 2 ～ 3 分钟，睁眼后说尽头有一条路通向远方，周围什么也没有。

（九）移回与评估

没有移回。测评影响度 0 ～ 1 分。

（十）填写记录纸 B

未移回承载物，未填写。

三、咨询效果

前测 7 分，后测 0 ～ 1 分，属显效。

来访者自我感觉轻松。观其言谈举止也正常很多，感觉她整个人自我控制力明显加强，说话有力，表达清晰有条理。

四、个性化事件

1. 来访者在初次三调放松时，坐得过于松懈，身体不直，咨询后坐姿直了。

2.可见移动到 15 米即感觉到眼前黑，看不清承载物，咨询师引导移回到 1 米并提醒看清楚了，近距离反复移动几次之后再移远。

3.象征物清洁与分离耗时较长。

五、反思

1.来访者初次咨询，移空咨询前的初步沟通很重要，要让来访者知道移空技术是怎么处理问题的，尤其应该讲明白下面移空要做的主要操作步骤，过程中需要来访者怎样配合等。

2.此案例靶症状的确定有些困难，因为要将失眠的问题落实到移空技术可以处理的症状上，开始确定靶症状时咨询师并没有把握，后在询问、诱导中努力找寻突破点，从失眠到睡前多思，最后确定靶症状为睡不着时的头脑烦乱。让来访者将象征物置放于承载物时，来访者说象征物草长在脑子里，需要分离，这提示咨询师应注意象征物与身体的关系，是在体内还是体外，这一点也需要提前确定。

3.来访者在可见移动中出现承载物丢失的现象，经咨询师引导重新进行初始移动，并加深诱导，最终顺利移动。提醒咨询师在可见移动过程中要注意提醒来访者看清楚承载物，注意区分承载物丢失和达到空境的不同。

4.来访者对象征物或承载物进行存想时，咨询师要随机在视觉、触觉、嗅觉、听觉等多方面加以询问，诱导来访者进入具象思维。本案来访者通过咨询师的询问和诱导对于象征物和承载物赋予了颜色及形态等具象化，但对于气味的感知一直否认，思则食而无味，这一现象提醒我们，在移空技术操作中我们或许可以跟中医的五行学说相关联，中医七情表现为喜怒忧思悲恐惊，七情太过易致病。例如：喜则伤心，（郁）怒则伤肝、（忧）思则伤脾、悲则伤肺、（恐）惊则伤肾。五脏又对应五物、五色及五味，心肝脾肺肾，对应火木土金水五物，对应赤青黄白黑五色，苦酸甘辛咸五味。本案例也带来思索，来访者对象征物赋予绿色，属于肝，承载物赋予黄色，属于脾，中医辨证分析失眠病机属于肝火盛，肝盛侮脾。治疗宜培土以扶肝，知肝之病当先实脾。来访者主动调动脾的主色黄色，来疏解肝之青（绿）色，也是正解。这些关联关系需要大家在更多的案例中积累更多的循证医学证据，熟悉和掌握这些规律，可能有利于咨询师提高具象化诱导时的切入精准度。

5. 移空咨询前来访者自我情绪控制力还是较弱，移空后有加强，因为没有提醒前提下来访者坐姿更直了，言谈由治疗前的喋喋不休，转变成更简洁有力。说明经过移空咨询来访者自我情绪控制力增强了。从这个层面讲，这次移空的效果可能会对来访者睡前控制自己的乱想起到作用，也有助于睡眠改善。

（本案例报告已在《心理咨询理论与实践》2022 年 9 月第 4 卷第 9 期发表，收入本书时略做修改）

案例 *12*：紧张·铠甲（信婷）

来访者女性，35 岁，医生。自觉生活中有各种问题，长期处于莫名的紧张状态。知道想法和现实不一致，但仍然担忧害怕。靶症状是紧张情绪，影响度前测 9 分。象征物是锁在身体骨头上的铠甲，承载物是玻璃棺材。没有按照经典操作进行移动。移到最远处之后，又将东西移回，发现棺材变小了。影响度后测 0 分。

一、来访者简况

来访者女性，35 岁，医生。自觉长期处于生活有各种问题、自己莫名的紧张状态中。最近一段时间一直在接受咨询，工作生活都没有什么状况，但是仍然紧张不已。自己常常在常态中找出问题去担忧害怕。在清楚各种想法和现实不一致的情况下，仍然无法得到安抚与平静。请求帮助她能够放下这种一直伴随的紧张。

来访者与咨询师有长期稳定的咨访关系。咨询师向来访者介绍了移空技术的操作方式后，来访者愿意通过移空技术来改变现状。

二、咨询过程

（一）三调放松

来访者三调放松前面容紧张，严肃，带着一些烦躁。在约 7 分钟的三调放松后，面容放松，能够安稳地坐在椅子上。

（二）确定靶症状

来访者在三调放松后感觉有常常不自知的胸闷、烦躁、紧张，这种感受驱动她在外界找问题来转移注意力。外界有一些风吹草动就让她感到非常的危险，感觉紧张害怕。

（三）存想靶症状的象征物

咨：感受你的紧张，它在身体哪个部位有感受？

访：胸口有很沉很坚硬的东西，身体都像被什么拽着紧绷绷的。

咨：胸口很沉很坚硬，身体被紧绷绷地拽着，我听到了，体会下更具体的感受呢？

访：胸口是被东西压着，它是紧绷绷的，头上也被压着疼，身体四肢仿佛被无形的东西拽在了一起。

之后象征物就慢慢具象出来了，为一副铠甲锁在身体的骨头上。这幅铠甲是黑色的锁链，胸口是橙红色像黄灯一样一直发出警告的颜色。摸起来是微凉的。胸口压着的为长 35 厘米，宽 20 厘米，厚 3.5 厘米厚重的橙色石板；头顶压着的为直径 17 厘米的石板；颈部、肩胛、肘部、腕部，还有背部沿着颈椎向下到腹部，并延伸到膝盖、踝关节，被链条链接。链条在躯干及头部为粗 5 厘米的麦穗样密实的结构，四肢是细的直径约 2 厘米的麦穗样结构，均为灰黑色，呈紧绷微微颤抖状态。

（四）存想承载物

承载物是玻璃棺材，长 1.65 米，宽 0.5 米，高 0.5 米，厚 0.05 米，里面躺着与来访者（身高 1.60 米）等比的没有细节的人形木质模型。模型外层是柔软的棉质，铠甲可以像扣在来访者关节上一样扣在棉质品内部。玻璃棺材外套有棕色木质棺椁，长 1.70 米，宽 0.7 米，高 0.8 米，厚 0.08 米。

（五）填写记录纸 A

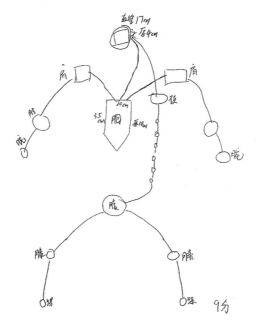

图 2-13　象征物图

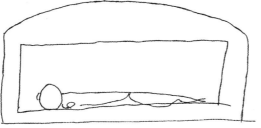

图 2-14　承载物图

（六）三调放松

约 3 分钟。

第二章　叙述＋关键对话式案例报告

（七）清洁与置放

来访者用抹水泥用的平铲子将一个个锁在关节上的节点，以及胸部、头部、颈部的沉重石板从身体里清理出来，再缓慢地拿出体外。神情痛苦，表示带着血肉很痛。拿出来后用水冲洗干净，把丝丝络络挂在关节和链条上的血肉冲干净。

咨：现在把铠甲放进刚才的棺材里吧。

访：我想停下来，想上厕所。

咨：是有尿需要上厕所吗？

访：好像是紧张。

咨：嗯，是紧张，现在看看眼前的这幅枷锁，它一直锁在你身上，你决定让它离开你吗？

访：我很不安，我佩戴它很多年，离开了它，不紧张的日子是什么样的我不知道。这个枷锁有的时候也是我的面对生活的铠甲，我用它来面对或者逃避一些事情。现在我有些惶恐。

咨：你可以选择一下放开它是会面对一种不了解的新的状态生活的你，或者带着它继续原来的状态？

访：让它离开我吧，我可以也愿意面对新的不同的人生，我的孩子也需要我有所改变。

咨：好的，现在我们要将它放入棺椁中了，在这之前你需要去厕所一下吗？

访：不需要了。

很顺利地将枷锁嵌入木质模型，装入两层棺椁中。

（八）移动与空境

从眼前开始移动，来访者表示移动速度很快，仿佛有一股推力将这个棺椁迅速推向远方。

（九）移回与评估

来访者将装有枷锁的棺椁移动回来，移回后发现棺椁变小了，只有40厘米长，10厘米宽，高10厘米的方匣子。打开匣子，玻璃棺材为灰白色，内部枷锁橙红色部分像凝固的血渍，其他部分灰白色。

（十）填写记录纸 B

由于来访者遇突发情况离开，未填写记录纸 B。

三、咨询效果

来访者对症状的影响度评分由 9 分降至 0 分，为临床痊愈。来访者在平时生活中经常感觉四肢僵硬，手脚翘起有紧绷感，移空后有所缓解。仍然紧张度稍高，但是能找到紧张的事件，并给予解决。

四、个性化事件

在取出锁在身上的各个锁扣时，来访者表情痛苦，表示在肉里挖出来是痛的。身体有小的抽动。

来访者在将象征物装进承载物的时候感觉紧张想上厕所，但在确认了愿意将象征物移走面对新的生活的时候，就不想要去厕所了。

五、反思

移空咨询与其他心理咨询不同，移空咨询师要作为带领者，明确移空思路。当移空过程中出现突发情况，比如本案例来访者取出象征物时很痛苦，咨询师感觉来访者能承受，就未停下专门处理其疼痛，只默默关注，继续进行移空操作。

案例 *13*：夹击感·刨刀（孟繁淼）

来访者女性，二十多岁，从事人力资源工作。想解决工作中遇到难题时上司和科室同事的不同诉求对其形成的压力。靶症状是夹击感，影响度前测 9 分。象征物是刨刀。承载物是黑色塑料袋。最远距离 50 米，150 米看不见，300 米感觉不到，800 米心中无此事影响感。空境体验 1 分多钟。靶症状后测 2 分；2 周随访 2 分；1 个月后 2 分；2 个半月 2.3 分。

一、来访者简况

来访者女性，二十多岁，从事人力资源工作。在工作上有些多部门承担或非本部门承担的任务或比较难的任务，上司强行派发到科室，科室资历比较老的同事对此类情况表示不满，这种不同诉求的局面多次出现，使得来访者感到比较大的压力，像被夹击。

通过涉入性谈话顺利建立了咨访关系，评估发现来访者是以心理咨题为主的困扰，适合做移空技术，初步确定事件引起的压力感为靶症状，向来访者介绍移空技术后，来访者愿意尝试，咨询师讲解了知情同意书后，来访者签字确认。

本次报告案例是来访者做的第18次移空。

二、咨询过程

（一）三调放松

指导来访者坐在椅子的前1/2，身体坐正，肩膀动一动放松一下，保持腰背挺直，下巴低一点，眼睛闭上。做自然的呼吸，注意力只放在呼气上，呼气时头脑里的所有想法和念头都随着呼气排出体外，一次一次，慢慢地，直到自己的内心变得安静下来，头脑变得更加清醒时可以睁开眼睛。1分钟多后来访者平静并睁开眼睛。

（二）确定靶症状

来访者说这次想解决在工作上领导和科室同事间不同诉求的局面，多次出现使她感到好为难、好烦、好难受的感觉，像被夹击。确定靶症状为被夹击感。影响度9分。

答：三调放松好了，在这个状态下你想解决什么咨题？

访：就是在工作上有些应该多个部门承担的或非本部门承担的任务，或比较难的任务，上司强行派发到我们科室，我在负责科室的工作，而科室资历比较老的同事对此类情况表示不满，会向我抱怨，这种领导和科室同事间不同诉求的局面多次出现使得我感到好为难、好烦。

答：你能说说在这个局面中有怎样的不舒服吗？

访：就是领导派下来的活，有时有一些我感到不合理，但是去领导那里说也没用，因为以前也说过，也没有改变。而科室几位老资历的同事还会向我抱怨，这种两面来的压力感好难受，就像被夹击。

答：这个两面来的压力有多少分？

访：有9分。

（三）存想象征物

答：你能体会一下那种压力吗，被夹击？

访：那种两面不同要求、叨叨，形成撕扯挤压、夹击感就像一根黄瓜被两个刨刀在刨，黄瓜的两个侧面都受伤，黄瓜都夹得有点变形。

答：那这个受伤的黄瓜你能说说具体的样子？和两个侧面伤的情况吗？

访：黄瓜就是那种普通的细长黄瓜，两侧皮都被削掉了一层，形成伤痕，而且也被夹得弯了，有些变形。

答：这个两个侧面都受伤，都夹得有点变形的黄瓜用什么东西放？要移走。

访：为什么把黄瓜移走，不是把刨刀移走呢？

答：那好，就把两把刨刀移走。那两把刨刀是什么样的？款式、材料一样吗？新的，还是旧的？

访：不一样的款式和材料，左面这个是铁的，在上缘有锯齿，银色的。右边的是木质的，中间是铁片，绑着红色的毛线。都是长方形，都是用过一段时间的。

（四）存想承载物

让来访者找承载物时，很顺利就找来新的、结实完整的，有双耳那样能拎着一个黑色的家用塑料袋。

（五）填写记录纸 A

画图过程顺利。

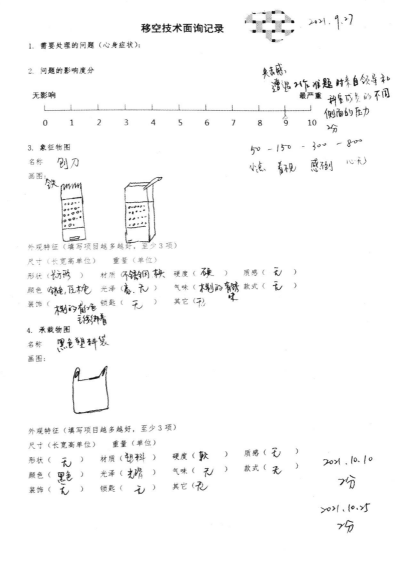

移空技术面询记录 2021.9.27

1. 需要处理的问题（心身症状）：

2. 问题的影响度分

无影响　　　　　　　　　　　　　　　　　　　　最严重

0　1　2　3　4　5　6　7　8　9　10

束缚感
遇见工作难题时来自领导和
社会成发的不同
侧面的压力
7分

3. 象征物图
名称　刨刀
画图：　铁

外观特征（填写项目越多越好，至少3项）
尺寸（长宽高单位）　　重量（单位）
形状（长方形）　材质（不锈钢铁）　硬度（硬）　质感（无）
颜色（银色，瓦楞）光泽（高，无）气味（树削的香锈味）款式（无）
装饰（树的削痕　锁匙（无）　其它（无）
锈纹痕

50 - 150 - 300 - 800
心态 看视 感到 心态

4. 承载物图
名称　黑色塑料袋
画图：

外观特征（填写项目越多越好，至少3项）
尺寸（长宽高单位）　　重量（单位）
形状（无）　材质（塑料）　硬度（软）　质感（无）
颜色（黑色）光泽（光滑）气味（无）款式（无）
装饰（无）锁匙（无）　其它（无）

2021.10.10
7分

2021.10.25
7分

图 2-15　记录纸 A

（六）三调放松

第二次三调放松顺利，只是要求其放松后不用睁开眼睛，抬起左手告诉咨询师。

（七）清洁与置放

把象征物和承载物分别全面清洁检查后，把象征物装入承载物，并把黑色塑料袋系紧。

（八）移动与空境

1. 初始移动

初始移动，顺利。

2. 可见移动

无最佳距离。最远距离 50 米。

3. 超距移动

150 米看不见，300 米感觉不到，800 米心中无此事影响感，不想移回。

4. 空境体验

在 800 米处待了 1 分钟多，感受那个舒服的状态，自然退出那个状态。

（九）移回与评估

不想移回。影响度后测 2 分。

（十）填写移空记录纸 B

未填写。

三、咨询效果

影响度前测 9 分，后测 2 分，属显效。2 周随访 2 分；1 个月后 2 分；2 个半月后 2.3 分。

四、个性化事件

来访者在讲述感受时就自动出现刨刀和黄瓜两种物体，咨询师先把黄瓜作为象征物，而来访者指出刨刀更合适，咨询师采纳了来访者的意见。

五、反思

本案例来访者有多次做移空的经验，咨访关系建立得好，在存想象征物时，当咨询师让来访者体会被夹击的感觉，来访者自动浮现出画面"那种两面不同要求、叨叨，形成撕扯挤压、夹击感就像一根黄瓜被两个刨刀在刨，黄瓜的两个侧面都受伤，黄瓜都夹得有点变形"。在来访者自发出现的画面中呈现两个物体，刨刀和黄瓜，咨询师以为黄瓜是象征物，而来访者自己很清楚刨刀才是象征物。本案例中黄瓜是"来访者"本人的象征，刨刀是夹击感的象征物，提示确定象征物时，咨询师一定要贴着靶症状，这样象征物才准确、贴切。

案例 *14*：恶心·Z 形铲（尚旻）

来访者女性，四十多岁，职业女性。对移空技术有一定了解。希望处理与其前夫相处时产生的负性情绪：悲伤、委屈、愤怒。靶症状为恶心，影响度前测 10 分。象征物是 Z 字形的小铲子，承载物是内层为透明水晶的镂空雕花铁盒子。移动到 1.5 万米处看不到了。100 万米处进入空境体验。影响度后测 0 分。

一、来访者简况

来访者女性，四十多岁，职业女性，对移空技术治疗有一定了解。来访者 1 年前离异，离婚的原因是前夫出轨、家暴。孩子由来访者抚养，且双方父母对离婚一事仍不知情。由于孩子和双方家庭的关系，来访者仍需要与其前夫有接触，时常感到悲伤、委屈、愤怒，又希望给孩子做个好的榜样，不想与前夫敌对，希望处理与前夫相处时产生的负性情绪：悲伤、委屈、愤怒。

二、咨询过程

（一）三调放松

第一次三调放松较为顺利，结束后来访者表示感觉轻松、平静。

（二）确定靶症状

来访者进行三调放松后表现得更加放松，问她现在想到面对前夫时的感觉，她说是恶心，对她的影响度是 10 分。

恶心是一个生理反应。从来访者的表述中不难看出，对她产生负性影响的并非悲伤、委屈、愤怒这些情绪本身的负性感受，而是由于她主观想法的阻挡，使得这些情绪不能流动、转化，形成动力学视角下的"攻击向内"。

来访者经过三调放松后，意识放松了，感受开始在身体上呈现出来。基于心身一体的基本理念，恶心这一生理表征与悲伤、委屈、愤怒情绪的心理表征，是互为表里的关系，将它作为靶症状的话，有可能同时缓解乃至消除这三个负性情绪的影响。因此最终确定靶症状为恶心。影响度前测 10 分。

（三）存想象征物

引导来访者感受压抑感在身体上的感觉，并进行具体描述。

访：想吐。

咨：想吐，能感觉到想把什么吐出来吗？

访：是血，有点凝固的血。

咨：这些血在你身体的什么部位呢？

访：这里（用手指膻中的位置）。

咨：那你能感觉到它的形状吗？

访：……（微微侧头、蹙眉）

咨：或者说，你感觉一下它的那个区域，多大范围？

访：（感受）……它变了，散开了（两手在胸前比画）……现在到脖子这里了（打嗝）……现在又到脸上了。（可以观察到她面色明显发红，神情有些困惑）

咨：好，你不要急啊，它变也是很正常的，咱们现在再来做一个三调放松。

此时象征物的变化，恰恰说明来访者在具象思维的状态下，有目的地主动操作，在建构物象的过程中引起了感受本身的变革，血脉开始运行了。这在治疗过程中是一个积极的改变。

但来访者自己不清楚发生了什么，已经有些不安；并且，移空技术治疗需要一个确定的象征物，所以此时让来访者加做一次三调放松。目的是让她的情绪和感受稳定、平静下来，达到适合移空操作的状态。

三调放松后的对话摘录如下。

咨：现在再来感觉一下，想象你现在面对你的前夫，还是恶心想吐的感觉吗？

访：（感受）……恶心没那么强了，还是想吐，（指喉咙）这里，卡着一个硬的东西。

咨：卡着一个硬东西。是什么形状的呢？

访：是一个这样的（用手比画），就是 Z 字形的，像个小铲子。

咨：Z 字形的小铲子。有多大呢？

访：有一个巴掌那么大。

咨：嗯，能说说具体的长宽高吗？

访：长有 30 厘米，宽是五六厘米，前面的头是尖的，厚度有 2 厘米。

咨：好的。那你感觉这个铲子是什么材质的？

访：刚开始的时候感觉像是木头的，现在到腹部这儿了，感觉是钢的，边缘很锋利。

咨：钢的，边缘很锋利。是什么颜色呢？

访：就是那种钢的颜色，亮银色的。

咨：亮银色的，钢的，边缘很锋利，30 厘米长，五六厘米宽，2 厘米厚，尖头的这样一个铲子。它有多重呢？

访：不到 2 公斤，1.5 公斤吧。

咨：那你摸摸它，感觉表面是光滑的还是粗糙的？

访：光滑的。

咨：那温度呢？比体温高还是比体温低？

访：比体温低，凉凉的。

咨：有几度？

访：0℃，很冰的。

咨：闻闻它，有什么气味吗？

访：有，臭臭的，厕所的味道。

（四）存想承载物

来访者建构出的承载物为一个铁盒子，外层为铁质，暗绿色，有镂空雕花；内层为透明水晶。6公斤重，长50厘米，宽、高均为30厘米，内外层壁厚各1厘米。

（五）填写记录纸A

画得很认真，象征物与承载物呈现出了很多细节。

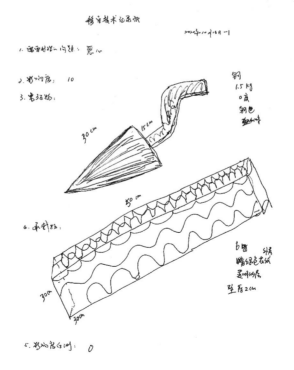

图 2-16　象征物承载物图

（六）三调放松

三调放松很顺利。

（七）清洁与置放

象征物从体内分离出来后，准备进行清洗时遇到了一些困难。

取出的象征物变成了一把带血的菜刀。来访者感觉菜刀是有力量的，她必须用双手牢牢握住，一松手刀就会跳到她脸上砍伤她。因此她没有办法完成清洗。

访：可不可以不清理？

咨：发生什么了？

访：（双手紧握）我动不了，我一松手它就会跳到我脸上来，会砍伤我，我要用很大力才能抓住它。

咨：你感觉它是有力量的？

访：对，力气很大。

咨：嗯。你试试看，能不能用一只手握着它，腾出另一只手来清理。你看啊，也许咱们把它清理干净了，它就没这么大力气了。

访：（全身紧张用力）不行，我不敢撒手，它会伤到我。

咨：嗯。你别急啊，你肯定能想出办法来的。这个清理还是挺重要的，不清理好也没法把它安放稳妥移走，所以这个咱们还是得做。你现在是觉得它有一种力量，你要是不用力抓住它，它就会伤到你，是这样吗？

访：是的。

咨：那有没有可能找到其他固定它的方法呢？你可用工具呀，这是一个心理操作，你可以自己发明一个工具出来，对吧？

访：嗯……我试试……（等了大约2分钟，她突然一松手，跟着长出了一口气）它掉地上了。

咨：掉地上了？

访：我一松手，它就掉地上了。

咨：那它现在还会动吗？

访：不动了。掉到地上就不动了。现在变成了一把精致的小匕首了。

答：变成小匕首了，那你看看它的大小，原来准备装它的那个盒子能装下吗？

访：可以的。盒大了一些，我要先把它装到一个丝绒的袋子里再放到盒子里去。

答：好的。咱们不急，一步一步来啊。还是先把匕首和盒子分别清理干净，先清理匕首，再清理盒子，好吗？

访：好。

之后的清理和置放过程都比较顺利，置放和加固来访者做得很仔细。

（八）移动与空境

1. 初始移动

初始移动做得比较慢，来访者显得有些吃力。反复移动后问她感觉有没有变化，她说移回眼前再往远移的时候有点不舍得。问是否要继续移，她很坚定地表示要移走。

2. 可见移动

可见移动在不同心理距离上反复移动了 20 次左右，没有最佳距离。

移到 200 米再往回移时，来访者表示不想把它移回来，难受。继续移动到 1000 米时，物象看上去是模糊的一条线，1 万米是个小白点，1.2 万米时小点一闪一闪，1.3 万米变淡了，1.5 万米看不到了。

1.5 万米为最远距离，进入超距移动。

3. 超距移动

超距移动从 1.5 万米开始，移到 3 万米时，来访者说感觉不到了，但观察她的神情状态还不够放松，尝试让她再移动，她仍可以操控已经超出心理视野的移动。继续移动到 100 万米时，来访者说"没有了"，此时她的眉头舒展、神态平和。咨询师让她记住这个什么都没有了的感觉，进入空境体验。

4. 空境体验

空境体验 1 分钟。观察访者身体和面部表情放松，神态安宁舒适。

治疗后，来访者反馈说物象完全消失时，感觉自己待在空的太空里，飘浮在云端，感到非常轻松。

（九）移回与评估

来访者表示不希望移回。

影响度后测为 0 分。

（十）填写记录纸 B

未填写。

三、咨询效果

前测分为 10 分，后测分为 0 分，属临床痊愈。

来访者反馈说：物象完全消失时，感觉自己待在空的太空里，飘浮在云端，感到非常轻松。

1 周随访 0 分。来访者反馈：做完移空技术治疗后轻松了许多，情绪也得到了很多缓解。（通过一次治疗就使来访者的整体心身状况得到了改善，这是咨询师在咨询开始时也未曾预料到的）

四、个性化事件

1. 本次咨询是非正式的免费咨询，含初始访谈，时长 90 分钟。
2. 引导象征物的过程中，来访者感受有变化，三调放松后稳定。
3. 清理步骤遇到困难，引导后来访者自主解决。

五、反思

在整个咨询过程中，象征物出现过几次变化。象征物是来访者负性感受的象征性物化，象征物变化说明来访者在对象征物进行具象思维操作的过程中，感受也在变化。有可能是经过一些操作减弱了，也有可能原本压抑的感觉释放出来增强了，这些对于移空技术操作其实并没有影响。咨询师只需要通过观察和提问，确定来访者是具象思维的状态下在进行操作，就可以依照当下的变化继续进行。在具象思维的状态下，来访者呈现出的即是当下的感知觉本身。

比如在这个案例中，象征物从体内取出后变成了菜刀，来访者的状态是可以观察到的，她有明显的肢体动作，双手紧握，身体和面部表情都紧张起来，表明她在深度具象思维状态处理物象。这时不需要追究改变原因和条件，但是可以通过这一变化感知到，它相对于来访者来说，似乎攻击性增强了，而且这个攻击性是指向她自己的。就更容易体会到她不想做清洁不是对抗或逃避这个操作，而是应对这个变化有些惊慌，暂时放松不下来。咨询师只是提示她此时需要她怎样操作，完成这个操作是为了解决她的问题。就相当于给她的力量指了一个方向。只要她解决的愿望足够强，就能自己找到办法来完成这个操作。咨询师做完了这个提示后就等着。相信来访者松手时是先感觉到那个攻击的力量消失了，一松手刀就掉在地上了。这一切都是在具象思维的状态下自然发生的，没有任何设计和引导，这种发生在来访者的心理现实中比物理现实更为真实。在移空技术操作的过程中，咨询师不需要做的时候不多做也很重要，有时不做才能留出时间和空间，让该发生的发生。

（本案例报告已在《心理咨询理论与实践》2021年1月第3卷第1期发表，收入本书时略做修改）

第三章 连续性案例报告

连续性案例是对同一位来访者做的多次移空咨询，案例报告包括初始访谈、移空咨询、后续访谈以及随访的系列案例报告，呈现的是移空技术临床的完整疗程。移空技术属于短平快的心身干预技术，单次使用即可起效，但连续多次使用可以对一个或多个靶症状实现分层次、分阶段推进干预，形成整体的咨询流程，疗效更为显著。近年来随着移空技术应用的逐渐普及，连续案例越来越多，移空咨询疗程的大体规范正在逐步形成。

本章前四篇案例取自移空技术团队参与的中科院心理所国家应急攻关项目"新冠疫情创伤疗愈本土化心身支持公益项目"，后两篇是日常咨询案例。通过这些案例，读者对移空技术的完整疗程、起效进阶和溢出效应有直观的感受。例如，移空技术将靶症状表达为象征物并移动至空，以缓解来访者的身心症状；而一旦心身症状有较彻底的改善，来访者的生命状态包括其认知、与他人的关系、对世界的态度等也会发生相应改变，这往往是单次移空所做不到的。

案例 *1*：心痛·带刺的铁球（陈益）

一、来访者简况

来访者女性，二十多岁，中医院校大三学生。觉得不被理解，心如刀绞，经常有想死的念头。2020 年 5 月新冠疫情期间，与其相识 9 年的朋友跳水自杀，她参与寻找并目睹打捞上来的尸体，当晚感到非常恐惧。

二、初始访谈

咨询师自我介绍后，来访者介绍自己在读大学，下学期大四，因疫情一直在家。谈话间，咨询师发现她经常有想死的念头，问她想过怎么死吗？她说想过。说起这个问题的时候，她说没想到自己的一个相处了9年的朋友真的实施了。这个朋友在武汉上大学，回家后隔离期间受歧视，没有人愿意接近她，她受不了就跳水自杀了。来访者说她不会选择这样的方式，觉得要是像荷兰一样有安乐死就好了，打一针就死。

咨询师问她有想死的想法是在朋友死之前还是之后有的，她说之前。她还略自嘲地说她自己拖延，现在还顾及父母，得先把爸爸妈妈送走再死。

咨询师问朋友跳水死对她有什么影响吗？她说她尊重和理解，觉得太痛苦了，能理解她选择这样的方式。这时咨询师直接询问如下。

咨：你经常想死，也是觉得太痛苦了吗？

访：嗯。

咨：是什么样的痛苦呢？

访：觉得不被理解。

咨：当你觉得不被理解时，你痛苦的感觉具体是什么样的呢？

访：觉得窒息。心口这儿，心如刀绞。

咨：觉得窒息，心如刀绞。

访：有时候想拿刀捅一下。

咨：已经心如刀绞了还想拿刀捅一下吗？

访：（愣了一下）

咨：是不是窒息和心如刀绞是两种感觉？

访：是，又闷又疼，像中医讲的气滞。

咨：那是不是闷的时候想拿刀捅？

访：是。

咨：如果让你评一下分，0分最低，10分最高，你的闷有几分，疼有几分？

访：闷有 8 分。疼有 4 分。

咨：我这里有一个技术，叫移空技术可以帮助你处理这两个症状。你想不想了解一下？

访：想。

咨询师对来访者的风险进行了评估，来访者疫情以前就常常有想死的念头，觉得打一针就死挺不错，因顾及父母而没有实施。疫情期间与她相识 9 年的朋友投水自杀，她参与寻找并目睹打捞上来的遗体很恐惧。从这个角度说，来访者有较高风险。另一方面，来访者目前很顾及父母，且想自杀是因为不被理解、很痛苦，在初始访谈时她能感觉到被理解，求助动机强，加之来访者信任并愿意尝试移空技术，虽有一定自杀风险，但风险不是很高。于是咨询师向她介绍了移空技术，说明了知情同意事项之后约定下次做移空咨询。

三、第 1 次移空

本次移空确定靶症状颇费周折。初始访谈时来访者报告心口闷的感觉很强，三调放松之后让来访者感觉心口处，她觉得有束缚感，像绸子在心脏处缠了一圈，又说心脏前面有一点觉得压。咨询师仔细询问压的感觉，来访者觉得第三肋骨到第五肋骨那里有东西从外往里压，影响度 4 分。咨询师看压的影响度不高，想起初始访谈时来访者说闷的影响度有 8 分，就询问现在闷的感觉。来访者反馈闷的感觉和压的感觉差不多，都引起呼吸不畅。咨询师顺势问呼吸时哪里最不顺畅，是不是有东西堵？来访者说感觉不到有东西堵，是感觉有一根管子，管壁变窄。仔细感觉管子的时候，感觉左肺胀痛，左肺叶下面有两指宽的地方变黑。聚焦这个地方反复询问，方才引导出象征物：一截内壁附着污浊、坚硬、密集小颗粒的混凝土管，直径 5 厘米，长 5 ～ 6 厘米，管壁 0.5 厘米厚，重 3 斤。

相对象征物，承载物的引导很顺利，是一个边长 15 厘米的黄金盒子，有盖，盖子正好卡住，很亮，15 斤重。

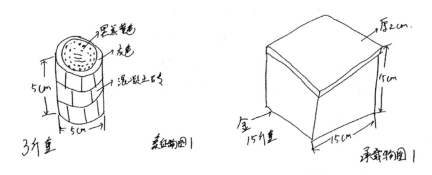

图 3-1 象征物和承载物图

再次三调放松之后，来访者对象征物和承载物进行了清理：用含有洗洁精和小苏打的水去冲刷混凝土管，然后用刷子刷，刷完了之后，小石子变成灰色。之后将混凝土管装进黄金盒子，用胶带固定后盖上盖子。

移动过程很顺利，1 米 –3 米 –5 米 –1 米 –5 米 –10 米 –20 米 –30 米 –15 米 –40 米 –60 米 –90 米 –100 米 –150 米，移到 150 米的时候，移动物只有指甲盖大。问来访者刚刚移动的距离中有没有一个地方待着觉得舒服，就想在那儿待着不想动了，还是想把它移到越远越好？来访者说在 80 米左右的时候，想在那里停一停。移回 80 米，来访者说在那个地方觉得整个盒子的密度变大了，打开盒子，里面的东西没有变化。盖上盖子继续移。到 180 米，移动物有芝麻大，而后继续移动到达空境。

180 米：芝麻大。

200 米：比较模糊的小黑点。

300 米：感觉只有一个原子那么大。

450 米：感觉不太到了。

600 米：只剩下一点点很细微的光。

1000 米：感觉不到它了。

咨询师嘱来访者在这个感觉里待一会儿……有任何念头出来就睁开眼睛。

来访者在空境停留不到 1 分钟，说："我感觉周围好干净。"咨询师问:"你待在这个好干净的感觉里的感觉是什么?"来访者说:"就是道家说的那种澄澈无障的感觉。"咨询师嘱来访者记住这个感觉。

来访者再次评估左肺胀痛的影响度为 0.5 分,觉得这个问题完全解决。之前的束缚感也降到只有 1 分,感觉像是一件正常的衣服。

1 周后随访,左肺胀痛的影响度为 1 分;两周以后随访为 0.5 分,来访者认为左肺胀痛的问题已经完全解决。

四、第 2 次移空

(一)三调放松

做了一分多钟,基本放松。

(二)确定靶症状

三调放松之后,来访者很明确地感受到心脏的刺痛,而且象征物就直接出来了。咨询师为了完整,进一步跟来访者确定是"疼",并且请来访者进行评分,评定为 5 分。

咨:嗯,可以了是吧,好的,你刚刚好像说了就心脏这个地方,嗯,你现在仔细感觉一下。

访:嗯嗯,有一个比较明确的感觉。

咨:有个比较明确的感觉,是什么?

访:是一种铁质的小球,它上面带着的很多的刺,就像仙人掌的东西,但是它是铁质的。

咨:铁质的小球,带着那个刺。

访:嗯,有 7 个。

咨:哦,你都完全能感觉出来了哈。就这个象征物已经能感觉出来了。这是你会觉得是疼吗?

访:哦,我感觉它们会刺痛心脏的。

咨:嗯,就你会感觉到疼。嗯。

访:对。

咨:嗯,我待会儿会详细问你哈。你的这个痛,你会觉得 0 到 10 分的话,有几分?

访：有 5 分。

（三）存想象征物

引导象征物很容易，最后锚定为 7 个直径是 5 毫米的实心铁球，每个铁球上都是很密集的 2 毫米的、像圆规尖那样很尖的刺儿，每个球 100 克，共 700 克，无锈、比较亮。漂浮着。

（四）存想承载物

承载物引导也很顺利，是一个正方体木头盒子。边长 15 厘米，5 根 3 厘米的木条横着排，里面有毛刺，里外都刷了黄漆，重 1 斤半，翻盖的，有铁锁。

（五）填写记录纸 A

画图很仔细，画了蛮长时间。

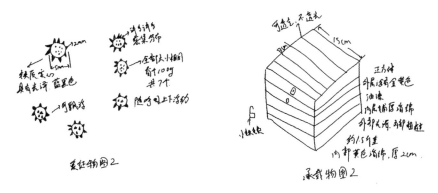

图 3–2　象征物和承载物图

（六）三调放松

两分钟，基本放松。

（七）清洁与置放

拿吹风机把 7 个铁球吹干净。把木盒子也清理干净后，把 7 个铁球放入，然后再盖上海绵。盖好盖子，锁好。

（八）移动与空境

初始移动顺利，可见移动 90 米时模糊，觉得待在那里很舒服。问影响度只有 1 分。请她继续移，最后移到空境。

答：120。

访：到了。

咨：现在这个盒子有多大？

访：现在它的直径只有 5 毫米。

咨：嗯，只有 5 毫米了。好的，就刚刚移动的这些距离哈，有没有一个地方你觉得放在那里会觉得很舒服。还是想把它移得越远越好？

访：大概 90 的时候感觉它模糊了。

咨：感觉它模糊了。现在，哪些距离是你觉得舒服还是想移得越远越好？

访：我觉得在 90 比较舒服，都不太想动它。

咨：那我们来试试看。100。

访：到了。

咨：90。

访：到了。

咨：你感觉一下在 90 的感觉。

访：感觉它变得轻飘飘的。

咨：嗯，它变得轻飘飘，是整个盒子轻飘飘吗？

访：对。

咨：里面的东西，那你打开看看，现在盒子什么样子了？

访：要移回来打开，还是在这里？

咨：就在这儿打开。

访：现在盒子变得有一点点嗯有一点模糊，但是里面的球还是在的。

咨：嗯嗯，那球有变化吗？

访：没有。

咨：嗯，没有变化。那你现在这个嗯对你……这个痛对你的影响有几分呢？

访：现在没有感觉。

咨：再感觉一下。心这儿就不痛了吗？

访：刚刚感觉到有 1 分。

咨：有1分，好的。那我们再往前移试试看好吗？

访：嗯，嗯，好的。

咨：好，现在你把这个盒子再盖上，嗯，海绵放好，固定好。

访：好了。

咨：嗯，好。100。

访：到了。

咨：150。

访：到了。

咨：180。

访：到了。

咨：220。

访：到了。

咨：你觉得它就变成一个点儿，再远的话就看不见了，是在什么距离？

访：在200的时候。

咨：200。

访：到了。

咨：300……还看得见吗？

访：看不清楚。嗯。嗯。

咨：500……还看得见吗？

访：看不到。

咨：看不到了，你感觉它还在吗？

访：我感觉它还在。

咨：好，800。

访：到了。

咨：感觉它还在吗？

访：还在。

咨：好，1500。

访：到1200的时候感觉不到它了。

答：好的。嗯，现在在 1500 呢？

访：感觉不到。

答：也感觉它不在了，心里还有这事儿吗？

访：没有了，我感觉现在周围……嗯，一片很安静的黑暗。

答：嗯，好，待在这种安静当中。

（九）移回与评估

没有移回。靶症状影响度后测为 0 分。

访：（待了 2 分半钟）嗯，我彻底感觉不到它的存在了。

答：嗯。对。那个感觉是什么？嗯，现在，现在这个痛对你的影响度有几分呢？

访：0。

答：0，那现在的感觉是什么？

访：就很放松，感觉自己在……可以、可以飞起来，可以飘……很自由的那种感觉。

答：可以飞起来，可以飘……很自由，哦，记住这种感觉，记住这个感觉。嗯。好吗？那你有这个感觉的时候，你还想死吗？

访：不想。

答：明白那个意思吗？当我们想去死的时候，一定是我们很痛苦。同意吗？嗯，那这个时候那个移空可以帮我们。是不是你现在这个感觉好放松，觉得像飞像飘起来很自由，来给你打一针，你就死，你愿意吗？

访：（笑了）不愿意。

答：你明白那个意思了？对，对，对，明白那个意思了，就是要有觉察，是不是？其实你第一次来，我还有点紧张。嗯，对，嗯，是不是这样？是吧？嗯，当我们想死，其实那个时候好痛苦啊，你说"我心如刀绞"。嗯，嗯，对，我们仔细地去感觉这些感觉。嗯，我都想问你一下，就是在这个治疗的过程中，你的身心有没有不良的反应？

访：没有。

答：那有其他的其他方面的这个改善吗？

访：嗯，嗯。我觉得自己可能收到了一些提示，嗯，觉得对自己自身的提示感觉更敏感一些。

咨：嗯，你说的这个提示是什么意思？

访：嗯，就是呃，之前我做了一个梦，我梦到我家被小偷偷了，然后这个小偷他把窗子门什么的全都打破，然后他只带走了一些财物，留下了好多好多的蛋糕。然后他在房间好多角落里都写着一个一个字条，上面写着"我有新冠病毒"，然后他在房间里贴了好多这样的字条。嗯，然后就当时的感觉就是比较恐慌。

咨：嗯嗯嗯。现在呢，说到这个的时候？

访：现在说到这个时候，感觉有些东西已经被扔掉了。

咨：仔细感觉一下，不太容易说清。嗯，那个时候，那个时候你感觉你看到这个字条的时候，你的那个恐慌，你觉得有几分？

访：嗯。有9分。

咨：嗯，那现在呢？当你现在再来说起这个，嗯，你再看到那个……

访：有3分。

咨：有3分。那你觉得其实我们并没有处理你的恐慌，这个从9分到3分是怎么发生的，你能知道吗？

访：这个问题好复杂呀。

咨：嗯，是的，我也是想跟你讨论。嗯。你也是学这个的，对吧，学中医的。

访：我觉得应该是整体上的一个放松吧。

咨：嗯，你感觉自己整体上放松了。是不是有像中医所说的那个正气提升了。

访：嗯，是。

咨：是吧。就更松弛嘛。其实一直我们就要讲更松弛就更通。

（十）填写记录纸 B

未填写。

五、第 3 次移空

第 3 次移空咨询处理的靶症状，是新冠疫情期间来访者一个熟识的朋友跳水自杀，来访者看到尸体时的恐惧。当晚恐惧的影响度是 10 分，现在影响度为 6 分。

引导来访者将恐惧的感受具象为象征物：冰水。体积：长 10 米，宽 7 米，深 5 米。2 ～ 3℃。湖蓝色，很清。

承载物：长方体铁皮箱，长 11 米，宽 8 米，深 6 米，铁皮厚度为半厘米。重量 1 吨。

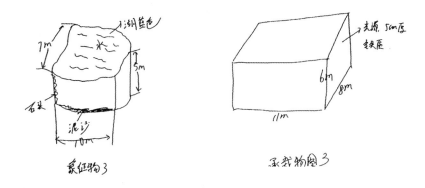

图 3-3　象征物和承载物图

三调放松后将铁皮箱子清理干净，将冰水装进铁皮箱，把铁皮箱焊死。

移动过程顺利。移到 1000 米时只剩一个小黑点；移到 1500 米时看不见但感觉它还在；移到 2000 米处来访者停留 25 秒，然后报告说，感觉不到了，心里也没有这件事了，到达空境。

咨：2000。

访：（过了 25 秒）到了。

咨：嗯，你觉得它还在吗？

访：我感觉不到它了，感觉移着移丢了。

咨：你心里还有这事儿吗？

访：没了。

咨：好，就在这种感觉里待着。自己做深呼吸，就在这种感觉里待着。尽可能待，出来杂念自己睁开眼睛。

访：（待了1分50秒）感觉在刚才这个空间里边，我好像长出来的翅膀在那儿飞。

咨：啊（微微惊喜），觉得自己长出了翅膀在那儿飞。嗯，你这种长出了翅膀在飞的感觉是什么样的？

访：就很自由。

再次让来访者评估看见朋友尸体时恐惧的影响度，报告现在只有一点紧张感，为3分。

之后对3分的紧张感又做了移空。紧张时的躯体化症状为心脏怦怦跳，象征物是一只攥住心脏的手，承载物是一个加厚的黑色塑料袋。超距移动到500米时来访者到达空境，空境体验时间近2分钟。

访：（安静地待了近2分钟）刚刚这个状态我感觉自己很冷静。

咨：冷静。你说的是冷静的意思是？

访：嗯，就是，就很安静。

咨：嗯，很安静。

访：然后心跳很平稳。

咨：心跳平稳了。嗯，心跳平稳了。嗯，然后我注意到你用的是"冷静"，后来又说的是"安静"，这两个有什么不一样吗？

访：嗯，冷静就是感觉自己置身度外冷眼旁观的样子。

咨：哦（惊讶）！就是你有一种置身度外，有种超脱出来的感觉。你变成那个"观"了是不是？

访：对。

之后评估紧张的影响度为0.2分，恐惧的影响度为0.5分。1周后随访，恐惧和紧张的影响度都为0，来访者报告说"人更加松弛了"。

六、咨询效果

来访者初来咨询时觉得很痛苦，有想自杀的念头，也想过怎么死，因顾忌父母没有实施。而与自己熟识9年的朋友，在疫情期间隔离时因受不了被人歧视跳水自杀。来访者参与了寻找并目睹打捞上来的遗体，当晚非常恐惧。

来访者共做了三次移空咨询。第 1 次移空处理的靶症状是左肺胀痛，移至空境后问题影响度从 4 分降到 0.5 分，症状完全解决，而且之前的束缚感也从 3 分下降到 1 分。1 周后随访疗效均持续。第 2 次移空咨询处理的靶症状是心脏的刺痛感，问题影响度为 5 分。用移空技术处理后问题影响度降至 0 分。这次咨询后，来访者还报告了之前做的一个梦，梦中恐慌的影响度从 9 分降至 3 分。1 周后随访，疗效持续稳定。第 3 次移空处理的靶症状是目睹朋友自杀遗体时的恐惧，事发当晚的影响度有 10 分，来做咨询的时候 6 分。移到空境后，恐惧感消失；还有一些紧张感，影响度为 3 分。接着再对紧张情绪进行了移空处理，后测评估紧张感影响度 0.2 分；恐惧的影响度只有 0.5 分，来访者说感觉"像是有人在后边吓了你一下这个感觉"。1 周后随访，恐惧的影响度为 0 分。

4 个月后，对来访者进行深度访谈，来访者述目前心脏完全没有感觉，特别累的时候左肺会有一点胀痛感，但是影响度很小很小，只有 1 分，什么也不影响，该吃吃该睡睡。

咨询师直接问，现在想到朋友跳水自杀打捞上来的遗体时的感觉，来访者说现在很坦然接受。咨询师问这几个月中还会想到那个画面吗？来访者说自己找了朋友的一张很美的照片做壁纸，慢慢就淡化了，现在想起来就是祝福。咨询师又问来访者现在还想过死吗？来访者说"从来就没有过了""现在忙死了""工作使我快乐"，并说现在工作心无旁骛很投入。咨询师发现来访者笑容很多。

七、个性化事件

第 2 次移空咨询来访者在空境待了 2 分半钟后说：很放松，感觉可以飞起来，可以飘，很自由。咨询师问："现在你会想死吗？打一针就可以死，你愿意吗？"来访者笑说不愿意。

问是否有其他的心身改善时，来访者说起梦，问及梦境中看到小偷留下的"我有新冠病毒"时带来的恐慌，从9分降到3分。

八、反思

1. 移空技术"直接点到重点，直接解决"

移空技术可以不问事情的原因和来龙去脉、不做诊断，直接处理当下的负性心身感受，非常直接，可谓"短平快"。本个案我们对来访者的童年经验、家庭养育经历、朋友的关系，还有朋友自杀的前因后果等，都没有深究，而是直接聚焦在让来访者感到痛苦的心身症状上。通过三次移空咨询，分别帮助来访者解决了"左肺胀痛""心刺痛""恐惧"三个主要靶症状，疗效均为显效，来访者心身状态转变很大。这就是用移空技术处理问题的思路，即可以不问事情的原因和来龙去脉、不做诊断，直接处理当下的负性心身感受，非常直接，可谓"短平快"。4个月后对来访者进行深度访谈时，来访者也说移空技术能"直接点到重点，直接解决"。

移空技术处理问题的思路在心理咨询界、心理治疗界是革命性的，它跳出了是什么（评估、诊断）、为什么（原因）、怎么样（治疗方法）的逻辑的线性的方法，直接针对当下的心身症状并把来访者带到心理空境，解决问题的方法更加直接，效果好、见效快且能保持疗效。

2. 有了"金刚钻"，咨询师胜任力大增

做完这个个案以及对来访者的深度访谈，咨询师觉得有了移空技术这个"金刚钻"，咨询师的胜任力大增。

这个案例给咨询师非常大的启发，感受到"心如刀绞""痛不欲生"原来是非常真切的感受，很多时候人们就是因为太痛苦而又没有办法解除痛苦，才很绝望进而想以死解脱。而有了移空技术，面对这样的来访者，咨询师就可以直接针对来访者的痛苦、绝望、无助、恐惧等负性感受，逐一形成象征物，然后通过一系列操作移动至空，达到缓解或消除负性感受的目的。

应用移空技术时咨询师引导来访者将负性心身感受直接表达为具象的象征物，咨询师较少情感卷入，较少发生咨询师被来访者的负性情绪

激惹出自己的创伤，咨访一起陷入负性情绪的无助感，咨询师的胜任力大增。危机干预、创伤疗愈领域的咨询师、治疗师可以学习运用移空技术这个"金刚钻"，做起"瓷器活"来会更轻松、更有力量。

3. 来访者对移空技术的信任，对传统文化的热爱，以及有过练功的经验，都对移空良好的效果起了重要的作用

这个来访者的问题比较严重，而仅做了三次移空，整个人就产生了很大的变化，不仅不想死了、没有恐惧了、笑容多了，现在工作很忙而且工作起来心无旁骛，状态很好。这与来访者的特质和经验是非常有关的。该来访者热爱传统文化，信任移空技术，所学专业为中医，在大学社团参加过老师带领的练功，三调放松做得到位，而且感受很细腻、敏锐。这些特质使得移空进行得很顺利，而且三次移空咨询都到达了空境。第一次空境体验"周围好干净""道家说的那种澄澈无障的感觉"；第二次到达空境"彻底感觉不到移动物的存在""很放松，感觉自己可以飞起来，可以飘，很自由"；第三次"我好像长出来翅膀在那儿飞""很自由"。4个月之后，对来访者随访时，问移空的什么部分对她的帮助最大，来访者说是最后达到观的境界时，那时自己很安静、很镇静、很清晰。

（本案例报告获中科院心理所"新冠疫情创伤疗愈本土化心身支持公益项目"支持。已在《心理咨询理论与实践》2021年2月第3卷第2期发表，收入本书时略做修改）

案例 2：委屈·深不见底的井（卢静）

一、来访者简况

来访者女性，四十多岁，在职，医务工作者，本科学历，有心理工作经验，接受过心理咨询。

来访者2003年在"非典"疫情初期被感染，后来进行隔离治疗，恢复后健康状况不如从前。治疗期间工作由编内变成了编外，十多年一直未得到解决，心理反复受到伤害。人际关系也受到影响。寻求过心理帮助，后来开始学习心理学，希望能够接纳自己的经历，不再被强烈的情绪所困扰，试图走出"非典"时期造成的阴影。

本案咨询师与来访者共进行了6次心理咨询。第1次为初始访谈；然后连续进行4次移空咨询，其中第2次移空和第1次移空间隔3天，之后每周1次，每次50分钟；第6次咨询为总随访。前5次咨询为网络视频形式，第6次咨询为面询。

二、初始访谈

了解来访者基本情况；了解来访者主诉和求助目标；对来访者进行评估；向来访者介绍移空技术的操作过程；与来访者大致商定要处理的主要负性感受。以上是移空咨询初始访谈的基本设置，根据实际情况可以灵活调整。本案初始访谈时间是8月初，夏季伏天，来访者肩上还披着大丝巾，体型较瘦，脸色偏黄暗，明显精、气、神不足。来访者逻辑思维清晰，表达有条理，性格偏急，叙述以往经历的过程中情绪较为激动，伤心哭泣，既有愤怒也感到委屈。因为病痛导致健康状况的下降，潜意识里有死亡恐惧感。长期以来受身体、工作、人际等问题的困扰，对未来感到担心和焦虑。来访者想改善自己状态的愿望也较为强烈。

来访者思维和表达清晰，有明显的负性情绪和较好的感受力，经咨询师评估适合应用移空技术治疗。

三、第1次移空

初始访谈时原商定首先处理委屈情绪，但来访者说有一天在路上散步看见了几个穿白色长袍的外国人，激起了自己很强的恐惧感，以至于不敢再去那条路，症状影响度有9.5分。移空技术选择靶症状，原则上选当下影响度最大、最需要处理的症状，因此确定本次移空技术处理的靶症状为负性情绪：恐惧。

三调放松较顺利。

象征物是一个倒着盖在心脏上的东西，形状像锅一样，中间有个深坑一样的洞，下面连有管子，从上面一直往心脏里面灌黑水。主要特征：①盖的表面不光滑，摸起来凹凸不平，稍有光泽，盖的材质介于金属和岩石之间；②灰黑色，直径40厘米，盖子中间下面连着漆黑的管子，管子直径3～4厘米，长度深不可测；③像是从身体里长出来似的，和心脏紧密接触，成为身体的一部分。

承载物是一个漂亮的布袋子。主要特征：①袋身呈圆桶状，圆底，质地是华丽漂亮的绸缎，光滑，浅绿色的底，浅金色的花，泛着金属光泽的黄色，有拉绳可以收紧袋口；②袋子的直径和高度都是20到30厘米，虽然不大，但很能装东西。

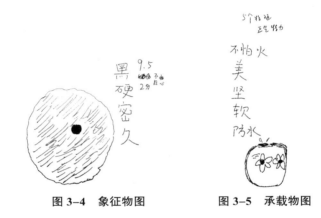

图 3-4　象征物图　　　　图 3-5　承载物图

后续的动态作业中，移动到15万米时来访者到达了空境，表示"看不见了，也感觉不到了，它在哪里我也不想管了"。

症状影响度从9.5分降到2分，达到显效。

四、第 2 次移空

来访者感染"非典"，隔离治疗期间，工作由编内变成了编外，十多年一直未得到解决。来访者述一想到工作编制问题一直未落实时，就开始担忧未来，感到很焦虑。跟来访者确定本次处理的靶症状为负性情绪焦虑，症状影响度9分。

因来访者手机故障、网络中断等原因，三调放松共做了7次。

象征物是包在心脏外面的一团麻绳。这团麻绳重量约1斤，体积有排球大小，中间是空的，包裹着心脏，底部一层层裹得很密，上面裹得不太密。外直径 15 厘米，内径七八厘米。呈普通麻色。新的。小指头粗。麻绳有劣质塑料味，闻上去恶心。勒在心脏上，很深，不透气。

承载物是一个生铁皮壶。新的，可浇花，智能，表面发亮。

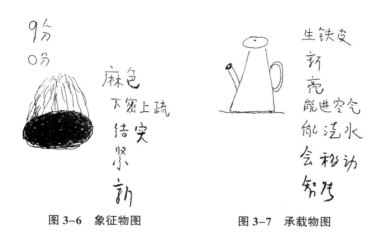

图 3-6　象征物图　　　　　　　　图 3-7　承载物图

移动过程，移到 15 万米时铁皮壶化掉了，化成花海，很美。象征物麻绳变成一个很美的另外一种物质，不再是那团麻绳了。这个时候来访者感觉很舒服，呼吸很顺畅，"都化成了一望无际的花海，像荷叶荷花似的望不到边……""很喜悦，没有那个感觉了，很开心"。

症状影响度从 9 分降到 0 分，属临床痊愈。

本次移空咨询结束时，来访者反馈："现在不会像开始那样，把半年后想得非常糟，好像半年后自己要上刑场似的。现在是另一种思维了，焦虑情绪没了之后，觉得自己有力量去把那些事情做好，也没有那么难。"来访者又说："移空确实挺神奇，真的可以把情绪处理了，而且还比较快速。"

五、第 3 次移空

来访者提出处理委屈情绪。后确定委屈感作为本次移空技术处理的靶症状，影响度 9 分。

三调放松后，来访者感觉大脑清爽，内心平静。

来访者说当觉得委屈时，老想深呼吸，胸口感觉最强烈，引导出的象征物是一口遂道似的深井，深不见底，直径 50 厘米，井里有水，水并不热（但胸口很热），井口周边带着火焰。

承载物是一把神奇的大扇子。很漂亮的团扇，直径 15 厘米，很有能量，可以收很多东西上去，然后加层不怕水不怕火的膜。

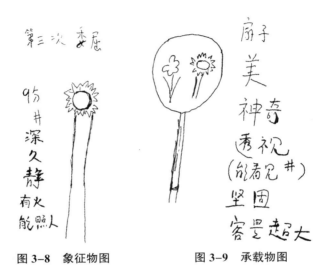

图 3-8　象征物图　　　　　图 3-9　承载物图

来访者用扇子把所有东西都收进去之后，又给扇子加了特殊材料的膜，不怕火、不怕水。

本次移动距离较长，移到 10 万米时开始牵挂那把扇子，移到 100 万米时依然有纠缠，一直移到 1 亿米时，来访者说："1 亿米可以，我很高兴，终于松了一口气，扇子和自己没关系了。"

本次咨询结束时，来访者表示没有委屈感了。

症状影响度从 9 分降到 1 分，达到显效。

六、第 4 次移空

本次的移空咨询较为特殊，同时处理了两个症状。

最初跟来访者商定处理的靶症状为负性情绪愤怒，症状影响度 9 分。

愤怒情绪的象征物为一团黑气。源头在胃部，体积如同来访者本人大小，密度很大，最浓的地方看不透。重量达 1000 斤。有刺鼻、恶心气味。

承载物为一张旧的竖琴。高 1.6 米。重量有 5000 斤。呈干墨色。越吸气越黑。哑光，磨砂。年代久远。竖琴为木头材质，吸入气体后表面变得像岩石。

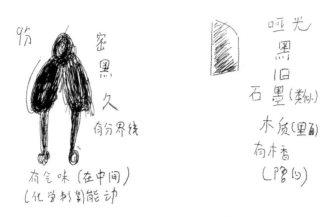

图 3-10　象征物图　　　　图 3-11　承载物图

竖琴的神奇吸力能把 1000 斤黑色气体从身体里全部吸出，用时 6 分多钟。在对承载物竖琴进行冲洗到一半时，来访者突然说头疼得厉害，于是咨询师暂停前面操作，转而处理头疼症状。头疼的象征物为一块尖锐的、薄的石头，像发白的岩石，重量 200 斤，有很久远的气味。承载物是一个大头盔，直径 1.5 米，厚度为 8 厘米，敞口，装进石头后会盖上盖，特殊金属材质，银、黑色相间，结实。

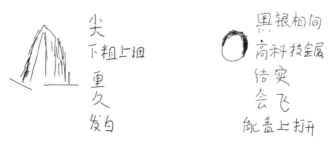

图 3-12　象征物图　　　　图 3-13　承载物图

把石头放进头盔并密封好。咨询师引导来访者继续完成前面的操作。来访者将吸入黑色气体的竖琴和装了石头的头盔一并再装入另一个承载物——一个长方形、蓝色透明的厢体。厢体长 10 米，宽 5 米，高 2 米，有车头，带轱辘。

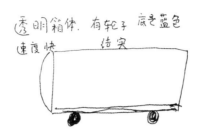

图 3-14　承载物图

进入移动作业，经初始移动、可见移动、超距移动，来访者最后到达空境。来访者述"感觉挺高兴，挺轻松"，空境体验约 1 分钟。

愤怒情绪的症状影响度从 9 分降到 0 分，属临床痊愈。头疼因是中途临时出现，未问影响度分值，但来访者自述"头不疼了，脑袋感觉很清凉"。

本次用时 100 分钟。

七、总随访

这一次为面询，没有再做移空。来访者的主要负性情绪已经得到有效解决，状态也很好。本次对前面所做的移空咨询做了一个总随访。现在恐惧、焦虑、委屈、愤怒的影响度都是 1 分，来访者表示问题都已得到较好的解决。并具体陈述了几点：①对上级不那么有敌对情绪了；②同事们说自己最近变漂亮了，以前皮肤疙疙瘩瘩的，现在变白变得有光泽了；③精神也有很大改善，变得更快乐了；④觉得心平静下来了，智慧就生出来了。来访者表示没有了负面情绪的内耗，感觉呼吸顺畅，开心轻松，也觉得自己变得有力量了，可以更好地行动和思考。

八、咨询效果

本案例共进行了 6 次咨询。第 1 次初始访谈，了解来访者基本情况，对来访者进行评估并建立适合移空技术的治疗关系；第 2 次到第 4 次，用移空技术分别解决了来访者的恐惧、焦虑、委屈三个负性情绪；第 5 次是比较特殊的一次移空，在处理愤怒情绪的过程中，来访者突然头疼得厉害，咨询师临时调整治疗方案，一并处理了愤怒和头疼两个症状；第 6 次咨询为总随访。4 次的移空咨询分别达到了显效或临床痊愈。

咨询进程中对每次做的移空进行了个别随访。其中对第 1 次移空处理的愤怒情绪做了 1 周和 1 个月随访。1 周随访时，来访者说没有恐惧感了，自己试着再去那个地方散步，看到穿白袍子的人也没什么感觉了。1 个月随访时，恐惧情绪的影响度为 1 分，来访者说偶尔会有恐惧，但不再感到困扰。

对第 2 次移空处理的焦虑情绪做了 1 周和 3 周随访，来访者评估影响度都是 1 分，认为焦虑情绪已完全解决，感觉人很轻松，觉得有力量。

对第 3 次移空处理的委屈情绪做了 1 周随访和 2 周随访。1 周随访影响度为 0 分，来访者表示该问题已完全解决，并且谈了本周的生活和工作感受，开始接纳自己的各种呈现，也接纳别人的各种呈现，并发现当不再带着情绪和别人相处时，人与人的相处其实也蛮简单的。2 周随访，来访者委屈情绪的影响度为 1 分。

对第 4 次移空做了 1 周随访，影响度为 1 分，来访者表示愤怒和头疼两个症状都已经完全解决。

第 6 次咨询时来访者已无明显的负性情绪，咨询师对前几次做的移空进行了总的随访，症状影响度分值都保持在 1 分，疗效稳定。来访者整体心身状态都有较大改善，并相信自己有能力也有力量去面对和处理生活、工作中的问题。

来访者原本就有"非典"疫情后的创伤，积压了很多负性情绪，加上今年全球新冠疫情，又引发了来访者多种潜在的负性感受，且症状影响度分值较高，都在 9 分以上。经过 6 次咨询，来访者积压了十几年的负性情绪得到有效缓解和消除，觉得轻松有力量了。

九、反思

移空技术原则上一次处理一个靶症状。第 1 次移空时，来访者把恐惧和焦虑情绪混在一起，认为是同一类情绪，咨询师很快分辨并澄清了这一点。移空咨询师要对来访者的靶症状有清晰的辨析力，靶症状的准确与否也对后续疗效起到重要的作用。

移空技术操作中要测量症状的影响度分值，即来访者要自我评估靶症状影响的严重程度。症状对来访者的影响度不等于症状本身的严重程度，这点在给来访者解释时，如何表达得清晰好懂，咨询师在语言表达方面需要打磨，否则会消耗咨询时间，降低来访者对咨询师的信任度。

第 4 次移空在处理来访者负性情绪愤怒的过程中，来访者出现了另外一个症状，头疼。咨询师临时决定去处理头疼，针对头疼症状引导出相应的象征物和承载物。然后再用一个承载物同时装载以上两个承载物，最后移动到达空境，效果也很好。这次用移空技术一次处理了两个症状，可视为移空技术运用的特例。移空技术有 10 个操作步骤，整体规范有序，但在实际应用中并不需要完全拘泥于 10 个操作步骤。在把握移空技术核心思路的前提下，可以根据当下的情况灵活运用，这也是移空技术的魅力所在。

移空技术不处理生活事件，处理的是生活事件给来访者带来的负性感受。通过消除来访者对生活事件的负性感受，来访者再看待同样生活事件的态度也会发生改变。例如来访者因为工作编制问题长期未得到解决，无论谁调到了领导位置，就开始莫名讨厌这个人，以至于关系变得十分紧张。针对此问题的负性情绪进行处理了以后，来访者表示对上级不那么有敌对情绪了，人际关系也得到改善，并且发现没有了负面情绪消耗能量，看待问题的态度也发生了改变，同时自己也可以更好地行动和思考了。

（本案例报告获中科院心理所"新冠疫情创伤疗愈本土化心身支持

公益项目"支持。已在《心理咨询理论与实践》2021 年 3 月第 3 卷第 3 期发表,收入本书时略做修改)

案例 3: 心拔凉·一层凉气(王炟)

一、来访者简况

来访者女性,二十多岁,在校大学生,心理学专业。

本案咨询师与来访者共进行了 5 次心理咨询,每次 50 分钟左右,视频或语音形式。第 1 次为初始访谈,第 2 次和第 4 次为移空咨询,其余两次为访谈。

2020 年寒假正碰上新冠疫情初期,因为不知道会传染,来访者与舍友去了武汉毕业旅行。返乡后来访者主动居家隔离 14 天,起初家人不理解,认为没有必要,为此来访者与家人发生矛盾,感觉受到伤害和不被关心。父母不听来访者不要外出串门的劝阻,来访者为此非常担心。后当地防疫部门要求其居家隔离 14 天。

来访者跟父亲的关系也一直是个很大的困扰。家里只有爷爷比较关心她,常常问她想吃什么,有什么需要,让她感到温暖和关爱。但第 4 次咨询的前三天,来访者得知爷爷因车祸意外过世,由于已经开学返校,学校封闭管理等原因,未能回家乡与爷爷告别。

二、初始访谈

初始访谈是 2020 年 8 月底。咨询师向来访者介绍项目,了解来访者的基本情况和主要诉求,介绍移空技术基本概念及操作步骤,讲解知情同意书和咨询设置。初步确定下次要处理的问题是与父亲的关系带来的困扰,并约定 1 周后的同一时间继续咨询。

与来访者的初次见面是在视频上,来访者穿着休闲,长相较可爱,虽面带笑容,但咨询师能明显感觉到笑容背后的脆弱和敏感。

来访者思维清晰,表达流畅,自知力完整,具备较好的感受力,也有较明显的症状。经咨询师评估适合做移空咨询。

三、第1次移空

因开学返校来访者请假一次，咨询时间顺延，所以第1次移空咨询是在初始访谈两周后。

来访者自述上高中时，与父亲的关系还是挺融洽的，交流也顺畅。从高考报志愿开始，父亲对来访者学习心理专业和离家到外地读大学都不赞同，希望她读师范或复读，父女关系因此变得紧张，对来访者的态度也变得冷淡。来访者觉得父亲不爱自己更爱妹妹；想与父亲交流而得不到回应，感到焦虑和难过。寒假期间发生的事更加剧了来访者的难过。

（一）确定靶症状

因为对与父亲的关系感到困扰，来访者提到了很多症状，包括焦虑、孤独、不安、没有安全感、头痛、心情低落等。最终选择了焦虑时想哭的躯体化症状——心拔凉作为靶症状，问题影响度7分。

（二）存想象征物

咨：那个焦虑的感觉是什么样的？你能描述一下那个感受吗？

访：我焦虑的时候，就是情不自禁地会想流泪。但想流泪的时候，我就想憋回去，不想让自己哭，我不想让自己那么脆弱，我也想解决问题。但是很多时候，就是那种焦虑的情绪，让我不能很好地去做，我想让自己做到的那个样子。

咨：那这里面其实是有两个东西，一个东西是不安，一个东西是我想哭，但是我又觉得我不能那么脆弱，我要把它憋回去，好像是有两个不同的。但是又因为焦虑，所以这个想哭它就出来了。

访：对呀！

咨：那我们就在这个想哭的这个地方，我觉得可以再说得细致一些。也就是把那个感受本身提出来，就是当你想哭的时候，你身体有什么感受吗？

访：嗯，好像也没什么感受，我就觉得突然之间就感觉心拔凉一下，就会忽然很想哭。

咨：就是心拔凉一下是吗？

访：像上一次我说，我想跟我爸爸去谈，然后他直接拒绝了我，就没有给我任何解释的时候，我就觉得很凉、很凉的，就没有温度。有时候，可能他不在我的身边，我忽然很想他，想跟他说一些事情，我也会觉得很想哭。（来访者的网络太卡了，咨询师以语音继续咨询）

咨：嗯，你刚才说到就是当你想要跟他说话，他也没有给你机会，那个时候你觉得有很凉很凉的感觉。

访：我就觉得很失望吧，又觉得他特别的冷漠，然后就会很凉，因为你是我的家人，就算是真的我做错了什么，你作为爸爸，你应该是给我机会的，不是拒绝我。

咨：你刚才说觉得心拔凉、拔凉的，那它的形状就是像心脏一样，还是比如说身体的那种感觉，有一个凉的东西在里面的感觉？

访：我觉得还是像个心脏吧，是整个心都很凉的那种感觉。

咨：像是心脏很凉的感觉是吗？

访：嗯。

咨：它的温度大概是什么样？

访：我觉得就是跟冰一样的温度。

咨：像冰一样的温度。嗯，那形状呢？

访：是心脏的感觉吗？还是？

咨：它是心脏的一部分还是心脏的全部？是包住心脏还是心脏本身？嗯，这是不一样的。

访：噢，就是完整的一个心脏的那种感觉。

咨：那个像冰一样的感觉它是全部覆盖在这个心上，是心上覆盖了冰，还是心脏被冰了？

访：就是覆盖在表面的那种感觉，就是裹了一层冰。

咨：裹了一层冰的感觉，嗯我也觉得，好像是这样的一个感觉。那这个裹了的一层冰，它只是在表面，还是表面也有，里面也有？

访：嗯，我觉得更多是表面的吧。

答：更多是表面。有厚度吗？就是里的这一层。

访：有。就是表面一直往里延伸嘛，从表面往里一点，那种感觉。

答：噢，明白了，往里面一点，这一点大概有多厚？

访：嗯，1/4 的厚度，我觉得也不算太厚。

答：那这个 1/4，你估计有几公分啊？

访：我也不知道，我感觉三四公分吧。

答：嗯，差不多。那这个冰也是鲜红色的吗？

访：我觉得它没有颜色吧。它就是一种感觉。

答：嗯，是一种感觉，说得挺清楚的。其实就是说，心脏表面覆盖了一层向里面渗的有 1/4 厚度那样的、大概三四厘米的、没有颜色的凉气，很明确。

访：对的。

象征物为心脏表面覆盖的一层向里渗入的凉气，像冰一样的温度，无色，厚度约三四厘米。

（三）存想承载物

承载物为正方形的铁盒子，像不锈钢的颜色，10 厘米 ×10 厘米 ×10 厘米，新的，有盖子和银色不锈钢小锁。大小刚好放进心脏。

（四）填写记录纸 A

从略。

（五）清洁与置放

来访者取出覆盖着心脏的凉气，用一块手帕大小的白布包裹住，然后放入铁盒并盖好。过程中来访者有肢体动作。

（六）移动与空境

移动中无最佳距离，最远距离 27 米。超距移动至 300 米结束，来访者进入空境体验。

（七）移回与评估

未移回。再次评估问题影响度为 0 分。影响度由 7 分降到 0 分，属临床痊愈。

四、访谈

第 1 次移空 1 周后的咨询为访谈。来访者反馈这一周感觉都挺好的，情绪有很大改善，学习时专注力也提高了。随访上次移空靶症状影响度，现在分值为 2 分，问题解决了一半以上。

这次咨询师与来访者做了深入的交流，了解到来访者童年时父母离异，来访者跟着父亲一起生活，基本上与母亲没有接触。父亲是来访者最亲近也是最信赖的亲人。妹妹是父亲和继母生的，继母对自己和对妹妹很不一样，这让来访者心理有落差。因为高考志愿未听从父亲的主张，来访者与父亲关系紧张。来访者很希望能与父亲交流、和解。

来访者也是心理专业的学生，咨询师再次深入地给来访者讲解移空技术，并约定下次咨询继续用移空技术给来访者做父女关系的困扰，来访者也表示十分期待。

五、第 2 次移空

这次咨询的前三天来访者的爷爷因车祸意外过世，来访者表示得知这一消息后顿时整个人都不对劲儿，感觉懵了，又因疫情学校封闭管理不能回家乡与爷爷告别，深感悲伤，导致头疼不已。

本次处理的靶症状为爷爷过世事件导致的头疼症状，问题影响度 9 分。

（一）确定靶症状

头痛，两侧和前额叶都疼，两侧更疼。

（二）存想象征物

访：头特别疼。

咨：具体是什么部位？

访：就是两侧这一块，还有包括前面额头这一块，我感觉就整个一圈都特别疼。（来访者用手指头顶）

咨：哦，就这儿都疼，那就等于整个上面。

访：嗯对。我里面不疼，就感觉是表面一层特别的痛。

咨：就是前额叶那儿也疼是吧？

访：对对。

咨：那种疼是什么样的疼？是钝的疼还是那种火烧的疼？针扎的疼？还是感觉弥漫性的、隐隐约约的疼？

访：它不是那种刺痛的感觉，弥漫性的。

咨：嗯，有点像是弥散的那种疼是吧？

访：不是那种很剧烈的。

咨：那有点隐隐地疼，是吗？

访：嗯嗯，就是一阵一阵的，而且疼的时候，它两边一起疼，每次都同时感觉，就是两边有个点，忽然之间慢慢地发散出来那种感觉。

咨：你说觉得两边各有一个点慢慢地发散出来。那个点，你觉得在什么地方？什么位置？

访：哦，就是在这个地方，靠近这往上一点点。

咨：靠近太阳穴是吧？

访：嗯对。往上一点点。

咨：那一点点，那个疼，像什么样的疼？

访：那个好像不是弥散了，就是有点儿比较聚集的。

咨：那两个点的疼，是不是比较聚集的？不是弥散的。

访：嗯，从两个点它确实比较聚集，它慢慢地散出去，但是它就是这一小块地方特别疼，就靠近那个点的地方，一圈漫延。

咨：嗯，那个点的疼，它有没有什么冷、热，或者酸、麻、胀、痛什么的？

访：这样的感觉没有。

咨：哦，那个疼是什么样的疼？

访：它像从那个点慢慢地就像一个圆一样晕出来的。

咨：嗯嗯。如果要是把它形容成一个什么物体的话，你觉得它像什么呀？

访：嗯就是一个圆，类似一个圆盘这样子。

咨：哦。什么材质的圆盘？

访：塑料的，就是塑料材质的。

咨：嗯，那多大？

访：是类似比光盘小一点，就比以前那种 CD 的光盘，小一点点。

咨：嗯，比光盘小一点儿。你觉得大概有多少？十几公分？

访：十几公分？没有那么大。

咨：没有那么大。你觉得有多少公分？

访：嗯，就是直径是七八公分。

咨：那它是什么样子的？

访：嗯，就是一个圆形的盘，不怎么光滑的。

咨：呃，不怎么光滑。它是什么颜色的？

访：红色的，嗯，淡红色。

咨：淡红色。厚度呢？

访：很薄很薄。

咨：嗯嗯，它是一个平的，还是有凹进去的？

访：就是，反正就是凹凸不平的，就是盘子。

咨：比如盛菜的盘子哈，打个比方，就是它有平盘，有那种凹的盘。你理解我说的意思吧？

访：平平的啊，比较平的。

咨：嗯嗯嗯。

访：呃，很薄，然后表面是凹凸不平的，也不怎么光滑。

咨：嗯，你觉得它是新的，还是旧的？

访：我觉得它还是新的吧，挺新的。

咨：有什么气味儿吗？

访：嗯，没有。

咨：有图案吗上面？或者文字。

访：也没有。

咨：那你觉得它还有没有什么其他的特征？

访：我感觉它就是有那种有点像塑胶一样的小点，密密麻麻的那种小点。

答：嗯嗯。塑胶样的小点儿。

访：嗯。密密麻麻。

答：那它的温度？你觉得它是凉的，还是热的，还是温的？

访：是冷冷的，或者是冰冰的啊。

答：那前额叶的痛和这两边一样吗？还是这两边更重一点儿？

访：我觉得这两边是比较疼的，前额叶是比较轻一点的。就这两边疼得比较厉害。

答：那我们今天主要就移两边的这个疼。先把最重的移走，前面的痛，也会减轻的。

访：嗯嗯。

（三）存想承载物

承载物是一个黑色的纸盒，长、宽、高分别是 10 厘米，厚 2 厘米，新的，干净。

（四）填写记录纸 A

从略。

（五）清洁与置放

来访者清洗盘子，用布擦干，向咨询师描述了洗、擦盘子的过程。然后将盘子放入纸盒中。

（六）移动与空境

无最佳距离，最远距离 19 米。超距移动至 800 米结束，进入空境体验，来访者感受到轻松。

（七）移回与评估

未移回。再次评估问题影响度 6 分。影响度由 9 分降到 6 分，属有效。

这次咨询结束后，咨询师与来访者约了下一次咨询。过两天来访者发来信息，表示目前已无明显症状，身心状态均较好，于是结束咨询。

六、访谈

两个月后，咨询师与来访者约了一次深度访谈。

来访者自述在准备考研。咨询师询问来访者和父亲的关系，来访者说："就不再那么受影响了吧，还是有一定程度的缓解的，也不会像以前那么焦虑了。"咨询师询问原来感到焦虑想哭时的症状还有没有。来访者说："之前就一直想不通，可能跟'原生家庭论'也有很大的关系，就觉得自己没有办法一个人解决，必须得两个人共同努力才可以。我现在没有这种想法了，想到的时候就没有那么痛苦。"

咨询师又询问了因爷爷车祸意外去世又无法告别，用移空处理过的头疼症状现在如何。来访者说："有时候还是会头疼，主要是晚上没睡好的时候，或者就是想到了特别难过的时候会头疼，但是其他时候就都还好。比如像我现在基本上没有什么问题，它不会一整天都在头疼，不像之前那样。"并补充道："反正就慢慢来嘛，就是知道要怎么做了，慢慢地去努力、成长。"咨询师也鼓励说："其实个人成长和人格完善，是大家需要终其一生去努力的一个方向。"

七、咨询效果

来访者既有因疫情缘故带来的父女关系困扰，也有早期成长过程中的创伤，还有爷爷突然意外过世，来访者因疫情期间学校封闭等原因未能道别而深感悲伤。来访者做了两次移空，第一次处理了与父亲关系困扰焦虑的感受——心拔凉，影响度分值从 7 分降至 0 分，达到临床痊愈。第二次处理了爷爷意外过世又无法道别而悲伤的感受——头疼，影响度分值从 9 分降至 6 分，达到有效。随后来访者表示已无明显心身症状并结束咨询。

两个月以后又约来访者做了深度访谈。来访者表示基本没有大的心身困扰了，疫情期间遇到的困扰和伤痛，已经能够很好地去面对和渡过。最后一次深度访谈，来访者与咨询师还讨论了心理咨询就业的话题。来访者说："我是对教育方面比较感兴趣，我觉得如果从小到大心理都很健康的话，长大之后可能很多问题你自己都可以很好地去解决吧。"表示希望将来也致力于帮助更多的家庭和孩子。最后又聊了些移空技术的话题，来访者说："其实您对我帮助还是挺大的，有时候感觉我们学校的老师，虽然上课挺好，科研做得也不错，但是在辅导学生自我成长方面，还有一点点的欠缺。我觉得这一点您帮我补上了，就挺好。"咨询师观察到来访者变得积极、阳光，笑容也更加纯粹，有自己的努力方向和人生目标。

八、反思

移空咨询中，咨询师操作步骤完整、流畅，两次移空效果均较好。遇到突发情况不慌乱，几次校园网络不佳时，以语音完成移空操作步骤，再与来访者视频结束当次咨询，也更好地观察来访者移空前后的状态变化。移空技术在临床上有多种应用方式，较为灵活。近年来由于移动通信的便捷化与多样化，除了面询，使用视频、音频远程操作的移空技术案例越来越多。

移空技术处理的是生活事件带来的负性感受，而不是生活事件本身。来访者的主诉往往是生活事件。本案例来访者开始觉得自己的问题与原生家庭有关，自己与父亲的关系困扰需要两个人共同努力才可以改变，自己一个人解决不了。而移空技术关注生活事件给来访者带来的负性感受，咨询师一步一步地按照移空思路加以引导——从与父亲关系困扰，到焦虑时想哭，到想哭的时候心拔凉，再到包裹着心脏的凉气；呈现了从生活事件，到负性感受，到靶症状，到靶症状的躯体化症状，再到象征物的引导过程。移空之后，解决了生活事件带来的负性感受，来访者觉得父女关系对她的困扰和影响也没有那么大了。这是移空思路的特别之处。

移空技术秉承的是传统中医治神为先的学术思想。中医理论认为神形合一，不注重区分心理、生理，治疗对象是整体的人。来访者的症状中往往同时包含着心理因素和生理因素。第1次移空处理的是负性情绪焦虑时想哭，躯体化症状为心拔凉，通过负性情绪在身体上的表达来引导象征物。第2次移空，来访者因爷爷意外过世深感悲伤，同时有明显的躯体化症状头疼，咨询师直接处理了头疼这一身体症状。到达空境时来访者感到轻松，也带来整体状态的改变。移空技术针对的是心身症状，可以取心理症状，也可以取生理症状，背后依据的是中医心身一体的整体观。

（本案例报告获中科院心理所"新冠疫情创伤疗愈本土化心身支持公益项目"支持。本案例报告已在《心理咨询理论与实践》2021年3月第3卷第3期发表，收入本书时略做修改）

案例 *4*：沉重·黑色大青石（梁阳）

一、来访者简况

来访者女性，近60岁，已婚。某市三甲医院心理健康科医生，正高级职称，其工作主要的治疗取向有精神分析、认知行为疗法等。

来访者居住城市离北京较近。2020年7月初北京发现新冠疫情患者，来访者所在医院疫情应急响应级别升级，来访者感到压力和恐惧，不敢看、听疫情报道，尤其是与死亡相关的报道，并有过度安排事务、睡眠困难、情绪焦躁不安、人际关系紧张等状况。在"万人公益大讲堂"10位心理专家疫情危机干预之道项目中，来访者听到刘天君教授讲授的《天人合一——传统文化视角下的灾难与应对》，对此产生强烈兴趣，报名参加中科院心理所"新冠疫情创伤疗愈本土化心身支持公益项目"，成为本案的来访者。

来访者对于自己的身心症状判断清晰，通过日常打球、种菜等方式自我调适并无效果，本人求助动机强，迫切期望得到改变。

本案例共进行了6次心理咨询，第1次为初始访谈，后续5次为移空咨询，每周1次，每次60分钟，采用网络视频形式。咨询结束后2个月进行了随访。其中第4次移空咨询来访者认为解决了"根儿上"的问题，故本文第4次移空咨询采用常规移空案例格式表述。

二、初始访谈

初始访谈时来访者看上去紧张局促，坐立难安，眼神收缩。作为精神心理科医生，来访者业务能力优秀，有良好的心理学素养，参加过2003年非典型性肺炎传播事件的防控，对重大公共卫生事件的发生、防控、处理都有经验。在工作中经常接触到死亡，死亡对于来访者并非突发性事件。但目前对于诸多事件例如医院工作、照顾家人、业余生活等过分焦虑与担心，自觉不必要但难以控制，表现在对身边医护人员的清洁消毒总是不满、苛责等。感觉到压抑、痛苦和无力，体验不到积极情感，对意外死亡感到恐惧。现在睡眠减少至每天四五个小时，伴有血糖升高、肌肉紧张、容易疲倦、易怒等。这些状况导致社交、职业也受到一定影响。

经咨询师评估，来访者思维清晰，表达流畅，有自控能力，不属于精神障碍和危机干预人群。来访者有强烈的负性情绪和明显的躯体化症状，感受力也较好。加上听过刘天君教授的讲座而来，对移空技术信任度高，适合移空技术。

此外，初始访谈中咨询师向来访者介绍了移空技术，讲解了知情同意书，并约定了下次咨询时间。

三、第 1 次移空

本次移空咨询处理的靶症状是手部的胀痛感。

三调放松后，来访者感受到手部腱鞘炎的胀痛感强烈，影响度有 6 分。

象征物是一个红薯，半尺长，两个鸡蛋粗，1 斤半重，呈比粉红色深一点的紫红色，头上有一根 1 毫米粗、2 厘米长的须，生的，带着刚挖出来的新鲜味儿。

承载物是一个深红色的塑料箱，60 厘米长，40 厘米宽，30 厘米高，0.3 厘米厚，表面光滑，不透明。

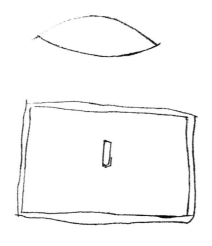

图 3-15 象征物和承载物图

  装有红薯的塑料箱移动到 10 米时消失。移到 100 米时，来访者心里也没有了，轻松，感觉到没有云的蓝色天空。移到 3000 米，感觉到大海和蓝天连在一起。到 1 万米时，感觉有光、温暖，很舒服。到 2 万米，感觉白茫茫的，什么都没有。此时来访者的表情豁然展开，在这个状态停留 2 分钟。

  移空结束后，来访者满面欣喜，不可置信地转动双手，翻来覆去地看，确认"手真的没感觉了"。后评估手部胀痛的影响度为 1 分。移空咨询效果为 6 分降到 1 分，属临床显效。

四、第 2 次移空

  一周后与来访者再见面，来访者看上去紧张不安，眼神闪烁。来访者自述这一周早睡，睡眠习惯改善，节奏放慢，精力上也感觉轻松了。但在本次咨询的 3 天前，熟识的邻居在来访者每次去菜地经过的交叉路口被汽车撞死，自己觉得郁闷和不舒服，并担心自己会有危险。"担心的念头一直在脑子里，感觉到被附体了""无论如何也摆脱不了"。影响度 8 分。

  本次移空的靶症状为对意外死亡的担心。象征物是邻居灰色的影子，影子着灰色的衣服，被雨水打湿的灰色的鞋子，影子高 1.73 米，重 65 公斤，戴着口罩和帽子，裹得紧紧的，背着一个蓝色的喷雾打药桶，没有呼吸，没有心跳。

承载物是一个不锈钢的大箱子，大大的，厚厚的，银白色，3 米长，2 米宽，1.5 米高，20 厘米厚，100 公斤重，封得严严实实。

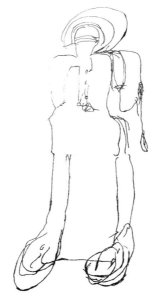

图 3–16　象征物图

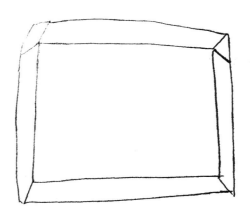

图 3–17　承载物图

来访者给灰色的影子换了整套白色防护服、一双白色运动鞋、白色口罩和帽子，并扔掉打药桶，从头到脚消毒灭菌，然后将影子放进不锈钢的大箱子。"就这样安安静静地躺在箱子里。它现在很轻松，表情很平和。放好了，现在严严实实，光光滑滑，不会受伤，很结实了。"

移动结束后来访者说："我感到解脱了，它不再附体在我身上。"移空咨询效果为 8 分降到 2 分，属临床显效。

五、第 3 次移空

1 周后咨询，来访者述附体感解除后，心神稍稳定。现在影响最大的依然是邻居的车祸，车祸的场景虽然没有看到，但那个十字路口却老是在脑子里闪现，担心自己出现意外，担心的影响度为 7 分。

担心的躯体化症状为胸口感觉坠着、沉重。象征物是一块黑色的大青石。石头高 2 米，长 1 米半，2 吨重，像尖尖的山形。

大青石装在一个彩虹那样五颜六色的，降落伞似的，大大的，圆形罩子里，罩子是特别高级的玻璃钢材质。

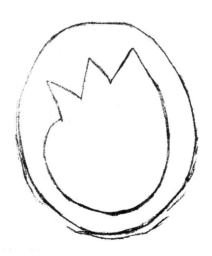

图 3-18　象征物和承载物图

移动至空后，来访者说："我感觉好空旷，轻松，脑袋瓜子里什么都没了。"移空咨询效果为 7 分降到 2 分，属临床显效。

六、第4次移空

在开始视频之前，小学同学来找来访者，向她寻求心脏手术之前的支持和安慰，这安排之外插进来的事情让来访者紧张，焦虑。本次移空咨询在这种情况下开始。

来访者说经过前两次的移空，心里踏实多了，可以穿着反光衣去菜地了。

来访者看上去依然有些焦虑。咨询师想起初始访谈时来访者提到过，上半年两位童年好友患癌去世，以及5年前18岁的侄儿溺水身亡的事，于是向来访者提及。来访者神情暗淡地说："如果对影响度打分，同学和邻居的死影响度是2分的话，我侄儿的去世对我的影响度是10分。"并说弟弟、弟媳自儿子去世后发生严重的社会退缩，弟媳不再出门，弟弟混日子。身为长姐，来访者承担着像妈妈一样照顾他们的责任。

经过讨论，来访者认为侄儿的意外去世对她是最具有创伤性的事件。

（一）三调放松

三调放松顺利。结束时，来访者双手用力揉搓面部和眼睛。

（二）确定靶症状

当确认侄子的去世对自己的影响后，来访者情绪激动，咬唇，眼泪默默地流下来，随手用口罩擦眼泪。评分为感觉额头沉重7分，发麻6分。靶症状选择做沉重。

（三）存想象征物

咨：有多重？

访：1吨。黑色，笼罩（左手在头顶转圈），弥漫。

咨：形状？

访：一把大伞，无边的大伞。

咨：多大？

访：10米直径。

答：厚度？

访：圆的。高5米。绸子面那样化纤的。

进一步存想象征物，有光泽，无花纹，无伞骨，无伞柄，常温，无味，摸上去光滑。

（四）存想承载物

飞机翅膀材质做的圆球。彩虹色，2吨，直径16米，没有盖子和开口。球内壁银色。光滑，无标志无标签。

（五）填写记录纸A

从略。

（六）三调放松

顺利。

（七）清洁与置放

清理检查时，左手擦拭，面部平和。擦好后，双手合十，喃喃自语："侄子，我想你。（潸然泪下）知道我们终究要告别……"

看到来访者恋恋不舍，咨询师要求来访者跟咨询师说一段话："侄子，今天我要和你告别了。你这一世的任务已经完成了，我会送你去一个没有问题的地方，你开始你新的旅程，姑姑、爸爸、妈妈也开始新的生活。"

检查密封性的时候，来访者说侄子坐在彩虹球上面。咨询师问是坐在上面还是里面？移动中会不会掉下去？来访者说不会。

（八）移动与空境

1. 初始移动

顺利。

2. 可见移动

200米，"白光，看不见了"。150米，"白光多一点"。

3. 超距移动

500米，面部表情平静。1000米，"一束强光"，仰头。5000米，嘴角微微笑意。

4. 空境体验

5 万米，头后仰，"到太空了，白茫茫，什么没有了。再往前一点"。10 万米，"白茫茫"，不语，面部纹路减少，显得平滑。头后仰，向往状。

（九）移回与评估

没有移回。症状影响度后测为 3 分。来访者扭动身体，双臂扩胸，双臂向上伸展，像伸懒腰一样松展身体，眼神清亮，嘴咧开笑。

（十）填写记录纸 B

未填写。

（十一）随访

1 周随访，靶症状影响度 2 分。来访者反馈："脑袋轻松，豁然开朗。真的胸部没东西压着，空空的持续的轻松。"

"真的是很好！对于死亡都能够处理，很安全，很稳定，跟着咨询师的引导，能够一步一步往前走。"

七、第 5 次移空

这次来访者穿了一件大红的上衣，扎了一个马尾辫，开心地说今天事情都安排好了，从从容容地来咨询。觉得自己头脑轻松，胸部敞亮，对死亡焦虑的影响度进一步下降到 2 分，现在看到死亡的信息也恢复到一个医生该有的状态去判断和思考，

来访者认为自己在工作上的过度要求和侄子死亡后的过度承担行为相似，期待自己能够放松，能干多少干多少，并认为要强的性格限制了自己。于是确定本次移空咨询处理要强，影响度 7 分。

象征物为一个紧箍。

承载物为一个金色的，宇宙飞船材质的方形盒子。

这次移动到达空境时，来访者头向后仰，表情平和，整个人沉浸在一种喜悦的享受之中。从空境体验出来后，来访者双手相握于胸前呈祈祷状，说："感到很轻松，很美好。"

移空咨询效果为 7 分降到 1 分，属临床显效。

八、反思

（一）移空疗效稳定切实

本案移空咨询共进行了 5 次，分别就来访者当下最强烈的负性心身感受进行移空处理，有手部胀痛、附体感、担心、沉重等。这个案例结束两个月后对来访者进行了随访，两个月期间因新冠疫情复发，来访者所在医院疫情防控再次升级，来访者后又经历车祸，并与邻居车祸地点一致，使得本次的移空疗效在现实中得到检验。下面是来访者的反馈摘录：

"太好了，太感谢你们这个回访设置了。我正想能找什么办法能联系到你，说说发生在我身上的变化呢。用我以前的心理学知识不能理解，但是我切实体验到自己的心境变化和遇到事情的心智状态。我解脱了。现在疫情防控政策又升级了，但我一点也不担心。只要按照防控手册的要求规范操作，做到我能做的，就可以了。就算发生什么，我也是做了我该做的，我都能接受。

我现在恢复到了一个医生的职业状态，对于视频传媒中关于感染或死亡的信息，我不再回避，不再恐慌，我会思考如果我在抗疫一线面临这种情况我怎么处理，我也不再苛责身边的同事是否有预防漏洞。

还有一件让我自己感到惊讶和兴奋的事情：在 10 天前，我出车祸了，就在上次邻居出车祸的同一个地方，同一个十字路口。我新买的电瓶车，第一次骑，一辆货车，我们撞了。我竟然没有害怕，一点也不惊慌。（来访者搓着双手，嘴角开心地咧到耳朵根）你说这么大的事儿，我咋这么淡定呢？我就和货车司机交涉，按照交通事故处理流程，回医院做了个体检，就额头上撞了个包，后面保险公司赔付。没觉得多大个事儿，连假也没休，直接上班。"

由此可见，本案例移空疗效稳定、切实。

（二）移空咨询的作用

移空技术不仅消除负性心身感受、疗愈创伤，而且会带来人整体生命境界的变化，本案提供了一个实例。

在总随访中来访者做了如下反馈：

"移空这么厉害！我现在心理状态很稳定，感觉心理能量充分，外在发生的事情该怎么安排就怎么安排，自己能够保住自己内在的部分。

连死亡那么大的创伤都能处理掉，别的事情都不算什么了。

我茅塞顿开，感受到那种天人合一不可言说的意境。我对别人、对自己、对生活的体验都在一个新的层面。……周围的一切都敞亮了……我现在感到自己很淡然、平静、从容，不再被恐惧情绪裹挟。……感觉未来阳光灿烂。"

（三）西方心理治疗与移空技术的区别

西方心理治疗大都偏重分析、诊断、解释，移空技术则偏重对当下负性心身感受直接消除并移动至空。移空技术提升了心理治疗的深度和高度。

本案的来访者是一位三甲医院心理健康科的医生、心理治疗师，主要是西方心理治疗技术取向，有丰富的心理治疗经验。来访者有较高的专业素养，对自己的状态有较准确的判断，对导致自己目前状态的原因也有深入的分析——上半年疫情期间，两位童年时的同学患癌症相继去世；外地的医生同行在抗疫中去世；侄子5年前高考结束后意外溺水身亡，现在又是高考结束的时间；疫情复发使处在一线的医院响应级别升级，环境压力大等。来访者感到困惑的是，对自己焦虑等状态的理解和解释，以及进行自我行为的治疗，并没有能够缓解自己；另外，来访者一直以为自己已经运用咨询师的专业素养解决了丧失侄儿的伤痛，而咨询中发现伤痛仍深埋心底，这次运用移空技术给自己带来了疗愈和新的生命体验。

来访者的第1次移空体验，是处理手指的胀痛这一生理症状。来访者懵懵懂懂跟着咨询师走，从空境中出来，眼神惊奇惊喜，双手翻来覆去体验，感受，满脸写着难以置信，不可思议，"真的是可以耶！"像小孩子得到了魔法"踏进了一个新世界的大门"。

来访者这样描述空境体验："表面上移得越来越远，远到天边，远到什么都没有时，大脑是放空的，注意力是集中的。""这次参加移空项目后，从认知上，我和侄子各过各的新生活，侄子带给过自己美好的东西，痛苦释放出去了，创伤空了，好的增加了，能量思维转化了，那些顿悟让我自己从一个封闭的绕圈圈儿里出来，眼前一片开朗，原来封闭的东西变成完好的变成满满的，感受到天人合一，自己和大自然融在一起，很享受。"

来访者的表达中虽然有不确切的地方，比如说已经感受到"天人合一"，移空技术到达的空境是心理上的空境，即不存在问题的心理时空，尽管这样的空境与传统修炼的空境，与天人合一还有所不同，但对于解决心理问题而言，已足以起效。本案中空境体验让来访者整个人发生了质的变化，包括"要强"这样的执念也一样被移空。移空技术可以让来访者改变思维状态，消除创伤体验，脱胎换骨地轻松生活。"连死这么大的事儿都能解决，还有什么事儿呢？""移空从'根儿'上解决了我的问题，我解脱了。"来访者如是说。

借助传统文化，把来访者带到空境，移空技术提升了心理治疗的高度和深度，由本案可略见一斑。

（本案例报告获中科院心理所"新冠疫情创伤疗愈本土化心身支持公益项目"支持。已在《心理咨询理论与实践》2021年5月第3卷第5期发表，收入本书时略做修改）

案例 **5**：愤怒·一根粗麻绳（李涵凝）

一、来访者简况

来访者女性，三十多岁，大学毕业，小学教师，已婚，有一女。学习并体验过移空技术，具备基础心理学知识，无心理疾病史。主诉想处理日常人际关系中的紧张感，以及夫妻关系，特别是对婆婆和丈夫的愤怒情绪。

来访者为独女，父亲不善言表，母亲相对多言。来访者自己是三口之家，但常感丈夫不够爱自己，婆婆经常占用自己与丈夫共处的时间。

由此对于婆婆和丈夫充满了愤怒，自己也觉得悲伤和委屈。日常生活或工作中遇强势或易怒者会高度紧张，无法自如地表达自己。

本案咨询含初始访谈共进行了四次，为网络视频咨询，每次时长 60 至 90 分钟。

二、初始访谈

来访者着装得体，精神面貌较好，略显强势及想要处理症状的迫切感。来访者表示希望跳过初始访谈，直接对症状进行移空操作。咨询师通过轻松的话题使来访者放松下来，并引导来访者说出具体的情绪，以初步确定后续移空要处理的主要症状。来访者诉说时逐步触及感受，通过哭泣使其长期压抑的委屈情绪得以舒缓。此过程咨访双方建立了良好的治疗联盟的关系。随后来访者表示，希望后续对自己人际关系中的紧张感，以及对婆婆和丈夫的愤怒情绪进行处理。咨询师能感受到来访者态度积极，有较强的想解决问题的内在动力，这也增强了咨询师对于后续治疗的信心。

三、第 1 次移空

本次用移空处理的靶症状为，来访者遇到愤怒的人或者强势的人就感到紧张，躯体化症状为左腿与左脚的紧、痛，影响度 6 ～ 7 分。来访者因学习过移空技术，整体配合度非常高，咨询师只需要稳住，在一旁进行引导即可。

象征物为位于左腿部往下的一块长木条，长 10 米，宽与高 5 厘米。木条一侧带很多铁针，有些铁针为新的，有些则生锈。木条黑褐色，表面粗糙有毛，旧的，且表面有小树枝断掉的痕迹。进一步感受细节，木条表面不平整，底部有些地方变黑，有霉味，整体重 60 斤。

承载物为蓝色铁皮盒，长 10.5 米，宽 6 厘米。盖子与盒子铁丝连接，有新锁。盒子新，表面光滑，四周有铁丝，50 斤，盒子右侧一角有些生锈。

后续分离象征物的时候出现了一些意想不到的情况：首先是来访者

感到脖子麻，然后感觉在腹股沟的地方有一根长钉子。此时咨询师给予来访者更多的耐心及鼓励，来访者也表示可以慢慢进行处理。象征物分离后影响度降至 4 分。

访：哇，那个针都扎到肉里面去了，好多针。哇，好多针呢（叹气）。哇，好像拔下来的时候有种痛的感觉。

咨：在拔吗？

访：嗯（闭目操作）。

咨：慢慢来不着急。

访：嗯（约半分钟）。好像有的地方都流血了。

咨：担心吗，对流血的地方？

访：它会好起来吧。（可以感觉到来访者的内在处理能力较强）

咨：好的，那就继续。

访：感觉脖子那里也麻。

咨：现在出来了是吧？

访：嗯，也有针在那里扎着。

咨：那我们先分离腿，待会儿再说这脖子，一个一个来。

访：不是，这个好像是连在一起的。

咨：Ok，它是怎么连的呢？

访：那个木条好像一直从腿到脖子都在那儿。

咨：身上呢？左臂和身上没有是吗？

访：身上好像少一些，脖子好像一直连着上来，胳膊这里没有针，但脖子有针。

咨：所以是木条从腿一直连上来的是吧？

访：啊，是的是的。

咨：没事，那咱们就一块儿把它给取下来，慢慢来，不急。

访：嗯。（操作中）

咨：哪里有困难告诉我哈。

访：（沉默，操作中）啊（叹气）……

咨：很辛苦哈？

访：不是，拔出很多了，轻松很多了。

咨：哦，很棒。（意识到来访者自己操作得较顺利）

访：（沉默、操作约半分多钟）怎么感觉我股沟那里有很长一颗钉子呢。

咨：粗的是吧？也在木头上？

访：它扎在木头上面，开始没有发现，现在是在木头上。钉进去很深的一根钉子。

咨：扎在股沟里是吧？慢慢来。

访：是的，之前股沟这里就重，经常痛。

咨：那很好，这里慢慢拔。

访：我拿个钳子来哈。

咨：好。

访：（沉默、操作）哇，拔出来之后好像有很大一个洞。

咨：流血吗？有自愈力……

访：没流血（笑），好像有个小黑洞。就是钉子的那个痕迹呀。

咨：洞很大？

访：吓死我了。

咨：辛苦辛苦。

访：吓死我了，涂点消毒水先哈。

咨：可以休息下，没事，慢慢来。还没有到脖子哈？

访：脖子没有了。

咨：针拔掉啦？

访：脖子没有了，现在到大腿，左边大腿的地方了。好，没有了，全部拔出来了。

咨：好，全部拔出来了哈。那我们……现在什么感觉呀？要评分的话。

访：哎，现在感觉轻松很多。现在左边那个腿，哇，血气在运行呀，在那里慢慢恢复。那个钉子的孔也在慢慢地恢复，哎呀（叹气），轻松了很多。

咨：之前的影响值下来了哈？

访：嗯，现在是 4 分左右。

随后清洗的步骤也较顺利，来访者总是能够找到方法去处理。

后续移动虽然有最佳距离，但来访者最终移动到达空境，并感到放松、舒服，空境体验 2 分钟。此时症状影响度降至 0～1 分；来访者表示木条、钉子都被移走后，身体在恢复和适应，1 分指的是这种感觉。移空咨询结束后来访者觉得非常轻松；还特别强调，能够发现腹股沟处的铁钉并将其移走很意外，因为腹股沟的疼痛已困扰了来访者 17 年，从 2003 年上大学开始，每次经期或者人际关系中感到恐惧的时候腹股沟处都会疼痛。

四、第 2 次移空

来访者很快将靶症状锁定在有愤怒、悲伤情绪时心脏的紧痛感上。主诉在愤怒时心脏紧的影响度为 8～9 分，痛为 6～7 分，但两种感觉相连。当心跳过快时，腹股沟处还是会随之疼痛。这里似乎又找到了导致腹股沟疼痛的其他情绪或诱因。

本次的象征物栩栩如生，是一条绳子勒着心脏。这根如跳绳一般粗的麻绳把心脏勒了两圈，并进到肉中，让来访者觉得心脏无法呼吸。进一步具象化麻绳的时候，来访者开始伤心地哭泣，这时来访者更多感受到的是悲伤。咨询师也在此稍做停留，给来访者更多的空间，通过哭泣发泄及缓解被压抑的情绪。随后继续对这根麻绳的细节进行了引导，麻绳重 30 斤左右，长度 50 米左右，有稻草味且有拉力。来访者停止哭泣后，感觉绳子勒住心脏的部分由两圈变为一圈。

本次移空咨询中，对象征物的清洗过程也很生动。在顺利分离了象征物后，来访者发现绳子上有活着的绿色虫子。这时来访者既没有惊慌，也没有排斥，而是很淡定、很稳定地对虫子进行了细致、彻底地处理。

承载物为长 2 米、宽 1.2 米、高 1 米、厚 0.3 毫米的铁皮盒。盒盖与本体分开，无锁，但密封性很好。盒子新，表面光滑，四周有铁丝，

20 斤，盒子右侧一角有些生锈。

本次移空来访者进入空境体验约 2 分钟。咨询后影响度降至 0 分，达到临床痊愈的效果。

五、第 3 次移空

（一）三调放松

初次三调放松来访者不是很放松，又重新放松了将近 2 分钟，效果较好。

（二）确定靶症状

来访者希望继续处理愤怒与悲伤，这次的愤怒、悲伤主要针对婆婆及丈夫。通过来访者的叙述可以了解到来访者的愤怒产生于各类关系中。随着咨询的进展，咨访关系越来越稳定。从来访者主体视角来看，来访者潜藏在深层的感受逐渐浮现；从来访者人际关系的亲密度来看，来访者的情绪逐渐从外部他人转移到身边的亲人。当来访者在描述自己对婆婆的不满时，似乎越来越说不清楚到底是对婆婆霸占丈夫的愤怒，还是对丈夫忽略自己的愤怒。随着咨询师的引导，来访者决定处理被忽视的负性感受，症状影响度为 8～9 分。

咨：好的，现在感受一下有什么情绪或者感受……

访：（感受中，几十秒）就是我每次想起家婆时会有一点愤怒。

咨：还有其他情绪吗？

访：（感受）悲伤喽。

咨：愤怒有几分呢？

访：愤怒有八九分。

咨：悲伤呢？

访：悲伤六七分吧。就觉得被忽略的感觉。

咨：因为被忽略所以有愤怒、有悲伤？

访：对，对。

咨：再感受下，那种被忽略的时候是种怎样的感觉？

访：（似乎要哭）很难受。

咨：能多说说吗？

访：（哭）我又想哭了……觉得自己很被忽略、不被爱的感觉。

咨：可以哭一会儿，如果愿意说了可以聊聊这种感觉。

访：（哭出声，很委屈）就是感觉被爸爸忽略（部分内容省略）……爸爸的性格就很内向，不会表达自己。他其实就像个小孩一样，他内心力量不够，心里面很脆弱的一个人，不善于表达自己的情绪。就是经常不会跟我们互动一样，我就觉得他经常不关注、不爱我。

咨：被爸爸忽略的时候，感觉他可能不爱自己，内在是种怎样的感受呢？

访：就觉得很伤心，觉得自己不够好，爸爸不爱我。

咨：觉得是自己不好、爸爸不爱我……

访：感觉是这样，但理性上知道爸爸是爱我的，把我放在心里面，但是感受就是很难受。就是被忽略的感受很难受（哭得非常委屈）。

咨：我们不管理智哈，就关注自己的内在感受。我们觉得自己不够好……

访：是（长出气，哭泣停止了些）。然后现在跟老公我也觉得他不爱我，他其实也很好，我就觉得他不爱我，不够爱我，不理解我。

咨：这时候会不会觉得自己不够好？

访：面对老公也有很多愤怒，觉得不爱我。

咨：愤怒的背后呢？当他被婆婆叫走，除了愤怒和悲伤……

访：也有怀疑、担心。很渴望亲密的感觉……爸爸就是跟我妈会比较亲密一点，觉得他跟我不亲密，就会有不舒服。

咨：爸爸跟妈妈的关系从你看和自己更疏远是吗？

访：对，跟妈妈互动就更多一点，跟妈妈会多一点，跟我就不那么自然。就是有一点愤怒，其实对妈妈也是有一点愤怒。觉得他们两个这么好，爸爸怎么跟我不这么好。

　　来访者在幼年早期受到的情感方面的忽视与冷落，这种情感上被"抛弃"的感受，使来访者感到愤怒。这种外在亲密关系带来的创伤体验，在本次移空技术咨询中得以浮现。

（三）存想象征物

象征物是包裹在心脏上的黏稠状物体，10斤重。来访者形容是巧克力味，口感苦但有香味。象征物的特点让咨询师推测到，也许症状与生活事件没有完全分离开，预计可能无法移空。虽然这个经历带给来访者很多负面感受，但也伴随有与家人共度的美好，以及自己希望被爱的期待。

（四）存想承载物

来访者的具象能力较强，象征物打造得较细致。心形白色透明塑料盒，高11厘米，宽9厘米，厚1毫米。开始来访者确定是新的，塑胶味，盖子与盒体分离，但盒子有凹槽，盖时可卡住。盒子边有彩带装饰，彩带边有金线，盒盖上有粉红色蝴蝶结。

承载物是一个精致的心形透明塑料盒，带有彩带、金线装饰，盒盖有粉红色蝴蝶结——这也支持了咨询师的假设，即象征物与生活事件的美好部分有关联。

（五）填写记录纸A

来访者此次画图出笔较前几次稳，并带着思考，时间也略长，画得也较细。

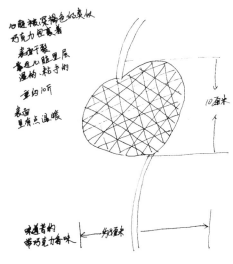

图3-19　象征物图

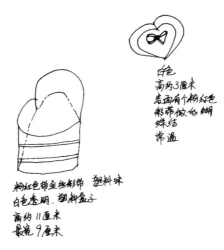

图 3-20　承载物图

（六）三调放松

咨询师问是否要做三调，来访者说做一下。三调放松顺利。

（七）清洁与置放

来访者每次都对分离、清洗和装载操作非常细腻，分离较顺利。分离时由于有一些粘在心脏表面，来访者提出清洗心脏，后发现血管堵住，于是疏通血管。此时问影响度评分，被忽略的感受降至 2 ～ 3 分。

访：（象征物）剥下来了。

咨：用手剥的是吗？

访：嗯，我再剥下。剥的时候有一点痛，因为它粘得很紧。

咨：剥的时候需不需要用些温水，加加温？

访：……不用，慢慢剥……但有点痛，不是很痛（进行意念操作，看似较认真）。剥了之后用毛巾、用温水把心脏擦一下。有那些很小的粘在心脏上，我擦一下。

咨：心脏现在放松了吗？从 6 ～ 7（开始时主诉心脏缩小到原来的六七分）放开了吗？

访：大概八九这样。（继续擦洗心脏大约 1 分多钟）

咨：在擦洗心脏？

访：对。那一层巧克力好像一层脏水一样在心脏那里。

咨：嗯。

访：左边的心脏干净了，现在到右边了。

咨：好的。（来访者比较熟悉操作，并对各过程处理非常细腻，因此咨询师没有打断来访者一句一句问操作细节）

访：哎呦，心脏里面好像有一条血管堵住了，我用温水冲洗一下。

咨：被这个黏糊的液体给堵住了？

访：好像是……好像有些淤血在那里，被淤血堵住了。

咨：好的。

访：我从心脏上面的血管通一些温水进去，把它通一下。

咨：好。（此处来访者网络卡住）

访：哦，流出来了。我说刚才心脏堵的地方都通了。

咨：都通了是吧？

访：是的，心脏表面也很干净了。

血管清洗疏通后，来访者表示股沟的余痛消失了。随后来访者表示象征物很干净，只有些灰尘，进行了擦拭。后用水清洗了承载物并用抹布擦干。擦拭承载物时来访者提到如下内容。

访：哦，原来这个盒子是旧的。

咨：哦……

访：就是盖子上面本来有张纸粘着，然后撕掉了，换成蝴蝶结了。我把那些胶纸弄干净吧。

咨：这些胶纸开始没有，是刚刚看到的？

访：对，开始没有看到。这个盒子是挺新的，但是盖子有点刮花了。

咨：哦。所以这整个一套都是用过的？

访：都是用过的。（进行清理）嗯，好，弄好了。

之后进行了放置，并填充了白色新棉花。盖子与盒子用透明胶密封。

（八）移动与空境

来访者说移动一开始就有些头晕，不确定这是不是造成来访者头晕的因素之一。

1. 初始移动

初始移动顺利。

2. 可见移动

6米–9米–10米（头晕）–12米（舒服，盒子变小）–15米–18米–20米（更小，没有12米舒服。问最远距离，说100米左右）–30米–50米–80米（很小，很头晕，引导关注呼吸放松。说心脏很轻松，但头晕、脚有点麻、打嗝。咨询师纠结要不要停下来，决定往回移）–50米–20米–12米（说舒服，有点晕但好很多，商量后决定继续移）–20米–30米–50米–80米–100米–120米（见来访者大喘气，问其感受，说越远越晕），随后移动若干次在500米处消失。

3. 超距移动

700米（心里没了，但有点牵挂）–1000米（说没了，什么也没了，打嗝，说头有点晕想躺一下）。

4. 空境体验

关于空境体验，咨询师不确定。因为来访者很累，头晕且脚麻。

（九）移回与评估

没有移回。症状影响度后测0～1分。

（十）填写记录纸B

未填写。

六、咨询效果

第3次移空咨询前测8～9分，降到后测0～1分，属于临床显效。来访者反馈：移空非常有效。"和爸爸关系，和老公关系好很多。和谐，开心，感恩。李老师功力深厚，有耐心，帮我解决了很多困扰。非常感恩李老师和刘天君老师的团队。我还有一些其他困扰想处理，希望继续通过移空消除，过更好的人生。同时，我觉得深入学习移空技术，尽自己能力，帮助需要的人。"

咨询结束1个月后进行深度访谈时，来访者表示治疗效果非常好且持久无副作用。来访者继续表达到，以前总是感觉身心疲惫，挑剔老公，感觉婆婆霸占了老公，老公不够爱自己。最后一次咨询中处理了和父亲的议题后，现在觉得老公很可爱，虽然不完美但很好。由此推及自己的工作变动，以前一直都认为是自己表现得不够好，移空咨询后能够更加客观地看待事件本身，看到变动背后的客观原因，对此类事情的看法不过度受到情绪的干扰。

本案例初始访谈一次，移空咨询三次，靶症状分别为左腿、脚的紧痛感，心脏的紧痛感，以及被忽视、不被爱的感受。三次的移空咨询从表到里，层层深入，直至走进了来访者压抑已久的内在世界。不但消除了来访者的负性感受，还触及了早年创伤事件。

第 1 次用移空处理（外部人际关系）紧张导致的左腿、脚紧痛时，意外发现腹股沟处的"铁钉"并分离和移除。该腹股沟疼痛的症状困扰了来访者 17 年，这次处理后得到了很大缓解；第 2 次解决了愤怒与悲伤情绪带来的心脏紧痛感，但左脚及腹股沟的痛始终还存在一些；第 3 次移空咨询中，解决了血管堵塞的症状，咨询师判断血管堵塞可能是来访者创伤时压抑情绪的表征，也包含与腹股沟疼痛相关的深层负性情绪。当血管被疏通，症状得到解决，不仅来访者的创伤压抑情绪得以舒缓，腹股沟的余痛也消失了。

移空技术任何一个步骤或细节都与疗效有紧密的关系。本个案在进行分离、清洗象征物时影响度的分值已有大幅下降，如第 2 次分离象征物时来访者发现腹股沟处的长铁钉并想办法将其拔出，第 3 次清洁象征物时彻底处理掉麻绳上的绿色虫子，第 4 次疏通堵塞的血管后心脏得以复苏、血流舒畅。当来访者主动干预、操作象征物时，治疗就开始发挥作用，也说明来访者自身具有充分的处理问题的能力。

综合来说，本次移空技术咨询达到了来访者的原初诉求，即希望改善人际关系及夫妻关系。第 2 次咨询结束后，来访者与家人的关系就逐渐开始缓解，第 4 次咨询后来访者感到老公很可爱，自己也不再挑剔。来访者意识到不被爱、被忽略的感受源于早期与父母的关系，这让来访者能够更加客观地看待夫妻及婆媳关系。移空技术通过解决人际关系带来的几个主要负性感受，也改变了来访者对人际关系的认知。

七、个性化事件

1. 来访者能够自行谨慎地对心脏进行清理并使得其股沟痛马上治愈。第 3 次移空咨询将上次未处理彻底的部分进行了进一步处理。

2. 来访者在移动时出现头晕、腿麻、打嗝的现象。

八、反思

来访者的自主性、直面问题的动机及心理能力较强，具象思维能力较好，这也使得整个咨询能够比较顺畅地完成。在移空咨询中咨询师只需要给予来访者稳定感，跟随来访者的节奏并适时给予引导。来访者在具象状态中能够自行操作，疗愈随之在来访者潜意识中自然完成。随着来访者内在力量的逐渐强大，咨询师的引导进一步帮助来访者与幼年创伤感受连接，从而得以转化与治愈。

咨询师由于是精神动力取向背景，在第 3 次移空技术操作中的靶症状确认中，引导来访者觉察愤怒背后的情绪，最终锁定在被忽视、不被爱的这部分的工作，借鉴或者说受到精神分析理论的启发及影响。一方面从效果来看，来访者找到现实事件所产生的情绪夸大部分的源头，命名且理解了被忽略、不被爱的深层感受后，基于此感受上的继发情绪愤怒自然而然消失。另一方面咨询师也在反思，如第 3 次操作，从移空技术不究原因的核心理念出发，只针对当下的症状一步一步从愤怒、不被爱的感受，逐一在后续治疗中处理，是否来访者头痛的问题可以得以缓解？精神动力方式引导来访者回到过去的创伤情境处理创伤感受，以及移空技术的不究原因的方法，各自的不同之处，还有待于今后进一步探讨和从案例中继续积累经验。而这两种方式的结合、如何结合、针对何种人群或何种症状等一系列问题，都值得今后进一步深入研究。

本案移空咨询每次时间较长，咨询师也在反思，过于执着是否也会让来访者感到疲劳，反而事倍功半？特别是在第 3 次移空咨询中，移动过程中当来访者感觉头晕时或许应该停止移动操作，让来访者进行休息、放松，没有处理完的负性情绪可待后续咨询中再做处理。这里似乎咨询师和来访者都有些危机感，面对最后一次咨询，都希望尽可能地做完。作为咨询师，这也是需要反思的部分，是自己内在的动力还是感受到了来访者的迫切？但无论是哪方面原因，那一刻没有做到"不刻意"。当咨询师的"刻意"占用了"心理空间"，也影响了来访者的放松程度。作为移空技术咨询师，心的稳定和自我觉察很重要，需要日常通过调心来训练。虽然咨询师的稳定状态与禅定中的定境相距甚远，但可以借由禅定的修习得以培养和磨练。

（本案例报告已在《心理咨询理论与实践》2021年8月第3卷第8期发表，收入本书时略做修改）

案例 6：恐惧·无数鬼影（周文）

一、来访者简况

来访者男性，10岁左右，小学生。父母离异，有一个弟弟，现都跟随妈妈生活，爷爷奶奶也经常接其放学。

来访者曾因退缩、不敢表达、情绪激烈并伴有扭脖、抓脸、挤眼等症状，找咨询师做过9次心理咨询。用移空技术和游戏结合，效果很好。

大约1年后妈妈又来为来访者预约咨询。几个月前来访者妈妈出差期间，孩子在爷爷奶奶处被爷爷狠狠打了一顿，伤了脸，手上留了疤，来访者回家后再也不敢一个人睡觉了，必须妈妈陪着才能入睡，半夜醒来也要叫妈妈过去，妈妈因此觉得很累。另外来访者现在脾气很大，遇事情绪激烈，有一次弟弟跟妈妈发生矛盾，来访者冲出来居然要打弟弟、要跟弟弟拼命。并且最近又开始出现扭脖症状，咨询师还注意到来访者脸上有皮炎并用手抓。

本案咨询师与来访者共进行了6次心理咨询，其中4次移空。每周1次，每次50分钟，收费，面询。

二、初始访谈并第1次移空

第1次咨询前20分钟进行了初始访谈。来访者1年前跟本案咨询师做过咨询，建立了良好的咨访关系，这次来访者自己说愿意再来找咨询师。来访者妈妈介绍来访者的基本情况，讲述了近期发生的主要生活事件。咨询师对来访者进行了评估，跟来访者及妈妈共同签署知情同意书并交代咨询相关事项后来访者妈妈离开，来访者留下与咨询师单独工作。咨询师又向来访者了解了一些情况，随后进行了第1次移空。

第1次移空处理的靶症状为等电梯时的烦躁，问题影响度10分。

引导象征物时，来访者说手里有个想砸东西的大锤子。锤头是钢铁质地，灰白色，铮亮，重几千吨。锤头有屋子（咨询室）那么大，七八米厚。锤杆为棕色的木头，有好几万吨重，因为要撑起锤头。

承载物是个魔法葫芦，有个很小的口，可以变得很大很大，能把大锤子吸进去。葫芦用很结实的木头制成，材质可以改变，还能变成铁的。葫芦现在不大，高约五十厘米，厚度几厘米，重量二三千克，浅棕黄色。

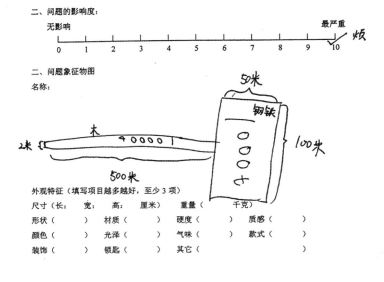

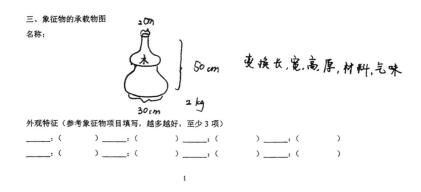

三、象征物的承载物图

名称：

变换长、宽、高厚、材料、气味

外观特征（参考象征物项目填写，越多越好，至少 3 项）

_____：（   ）_____：（   ）_____：（   ）_____：（   ）
_____：（   ）_____：（   ）_____：（   ）_____：（   ）

图 3-21　记录纸 A

让来访者分别清理锤子和葫芦。来访者把锤子仔细擦了擦，说很费时间，大约需要擦好几年。葫芦很快就轻松擦好。葫芦吸进锤子后，变得很大很大，长、宽、高各增加 100 米，这时葫芦的材料也变成了钢铁。

引导来访者移动装载了大锤子的葫芦，移到 100 米时，来访者觉得很费力。移到 300 米时，葫芦小了 1/3。移到 800 米时，移动变得轻松了，来访者说葫芦一滚就到了。移到 1000 米时，葫芦已经很小了。5000 米时，葫芦快成一个点了。移到 1 万米，葫芦成为一个点。移到 1.5 万米，葫芦没了，但来访者感觉葫芦好像还在。移到 3 万米，葫芦完全不在了，但是好像还会回来一下。继续移到 5 万米，葫芦完全不在了，也不会回来了，心里也没有了。这时来访者说累死了，于是结束移动。做完移空后，来访者觉得轻松了。

再次询问烦躁的影响度为 0 分。本次移空用时约 30 分钟。移空结束后，来访者玩积木游戏，用积木布了一个阵，咨询师在旁边观看。

1 周后随访，烦躁影响度为 4 分。

三、第 2 次移空

第 2 次移空处理的靶症状为找不到东西时的着急情绪，问题影响度 8 分。

来访者说，着急的时候像有一团大火在燃烧，大火把自己全部包围起来。外层的火苗向外炸着，火苗呈蓝色，温度高达 10000℃；里层的火苗是红色的，有 8000℃。整团大火高约 1.4 米，宽 1.4 米。重量约 3 克，来访者形容为一滴水的重量。

承载物是个新的陶瓷花瓶，是蓝色的青花瓷。陶瓷很结实，不会被烧坏。陶瓷花瓶直径 2 米，高 2 米，厚度 2 到 3 厘米。花瓶口很小，无盖。花瓶上雕有四条龙的图腾。重量 50 千克。

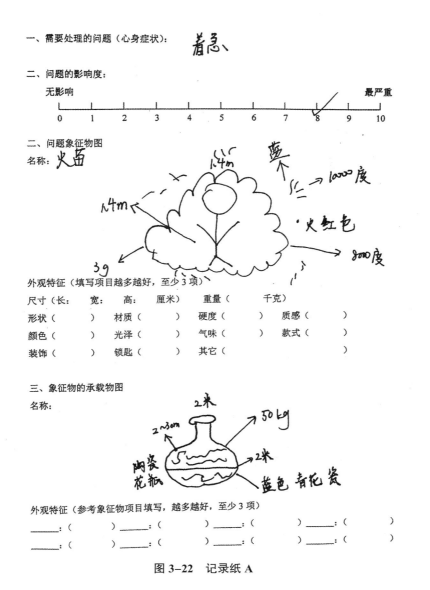

一、需要处理的问题（心身症状）：着急、

二、问题的影响度：

无影响 —————————————————— 最严重
0　1　2　3　4　5　6　7　8　9　10

二、问题象征物图
名称：火苗

1.4m　蓝　→ 10000度
1.4m　火红色
3g　8000度

外观特征（填写项目越多越好，至少3项）
尺寸（长：　宽：　高：　厘米）　重量（　千克）
形状（　）　材质（　）　硬度（　）　质感（　）
颜色（　）　光泽（　）　气味（　）　款式（　）
装饰（　）　锁匙（　）　其它（　）

三、象征物的承载物图
名称：

2米　50kg
2~3cm
陶瓷花瓶　2米
蓝色 青花瓷

外观特征（参考象征物项目填写，越多越好，至少3项）
_____：（　　）　_____：（　　）　_____：（　　）　_____：（　　）
_____：（　　）　_____：（　　）　_____：（　　）　_____：（　　）

图 3-22　记录纸 A

来访者将一团大火全部装进花瓶后，用木塞塞住瓶口。这次移动过程比较轻松，来访者说一扔就到了。移动到 200 米时，花瓶没了、感觉也不在了、心里也没有了。来访者说它消失了、失踪了。

再次询问着急的影响度，分值为 0 分。这次移空用时不到 30 分钟。做完移空后，来访者给咨询师讲福尔摩斯的故事。

1 周后随访，现在同样情境下着急影响度有一二分，而且来访者还会自己想办法解决问题。

四、第 3 次移空

这次来访者想解决的问题是，晚上一个人睡觉会特别害怕，必须要有很亮的光才能睡，只要一关上灯就会感到很恐怖，害怕得发抖还会哭，有时要折腾到夜里一两点钟。

本次移空处理的靶症状为一个人睡觉时的恐怖，问题影响度 10 分。

来访者述躺在床上关灯准备睡觉时，感觉顿时所有恐怖的东西都冲着他来了，从窗户、墙壁、地下等四面八方扑向自己，经仔细询问象征物为几亿个黑色的鬼影。鬼影数量太多了，密密麻麻。鬼影大大小小，最大的有房间那么大、那么高，最老的鬼 18 岁以上，最小的像 3 岁小孩那么大。鬼影没有重量、很瘦，像土匪，手上拿着木棍、狼牙棒、电锯等各种武器。鬼影都戴着面具，看不清脸，有手，没有脚和腿，还啊啊啊地叫着。并且鬼影有强大的特异功能，能飞，能隐身，还能穿墙、穿玻璃等各种障碍。鬼影移动速度极快，1 秒之内就都过来了，扑过来，围住，瞪着躺在床上的自己，感觉要吃了自己。

让来访者找个东西把鬼影装起来。来访者说没有东西能装鬼影，它们太厉害了，能隐身还能穿墙，没有什么材料的东西穿不过。咨询师问有没有办法把它们抓住或打死？来访者说自己一个人的力量肯定不够，就算神可能也打不过它们。咨询师耐心引导来访者再想办法。来访者又想了几个办法，比如用一个比房间还大的鞋子踩它们，但鬼影移动速度太快踩不到；想用鬼影打鬼影，但调不来打它们的鬼影，试了好几种办法都不行，后来来访者说想自己跑掉。咨询师告诉来访者"你跑了鬼影还会来找你，最好你能治一治它们"。这时咨询师感觉来访者直接对付鬼影可能有困难，就建议把鬼影拍成照片再处理。来访者说鬼影太多了，相机也拍不了，后又尝试用无人机、GPS 定位等都不行。最终还是来访者自己想出了办法，用一种药物先把鬼影的特异功能取消。来访者用药物喷壶一个一个地喷鬼影，鬼影全部被喷后只能躺在地上，这时顺势引导出了承载物——一个大木箱。

以下是部分关键对话内容。

咨：它们还有特异功能，还会隐身。怎么把它们捉住，捉起来？关在一个什么里面。然后就有办法处理了是吧？

访：嗯。

咨：怎么把它们抓住？想想看。

访：（过了好一会儿）

咨：想想看，怎么对付它们，得把它们治一治才行。

访：把它们变小。噢！把它们的特异功能取消掉就可以了。

咨：嗯，把它们的特异功能取消掉。

访：对，关键是怎么取消，可以的就是，我就想象那种喷的那种药，往那一喷，它们所有的特异功能就全部取消了。

咨：好好，特殊的药。

访：嗯。

咨：用特殊的药可以把它们的特异功能给取消掉。好，那你喷。

访：（开始喷药……）好多人怎么喷呀？

咨：你一个一个地喷，耐心点，耐心点。（来访者闭上眼睛）闭上眼睛，好，耐心点。

访：跑不过它们，太快了。

咨：噢，不！……有没有喷掉一个？

访：喷掉一个了。

咨：好，喷掉一个特异功能了。好，一个一个来。耐心点。

访：嗯，好的。

咨：好，一个，再来一个。你刚才喷掉的是大的还是小的？

访：小的。

咨：从小的开始喷。你先把小的喷掉。

访：（过了一会儿）嗯。

咨：小的都喷掉了？

访：小的都喷掉了，对。

咨：喷掉有多少个？

访：我看……至少有好几千个。

咨：好几千个，好，好，然后再喷大的。

访：嗯，不行，我得拿一个大一点的喷壶，换个新水。

咨：行，拿一个大一点的喷壶。

访：（过了好一会儿）好了，全部喷掉了。

咨：嗯嗯，全部喷掉了。

访：对。

咨：好的，它们现在没有特异功能了，又不能隐身，又不能穿墙，又没有那么大的威力了。

访：对对。它们也飞不了，武器也没有了。

咨：也没有武器了，太好了。那找个东西把它们装起来。

访：它们现在已经走不了路了，它们只能躺在地上。

咨：只能躺在地上，那赶紧装起来，赶紧装起来。

访：赶紧随便拿个木箱子把它们装起来。

咨：什么样多大的一个木箱子？

访：就是面积特别大，就是大概长度有，长度有至少……7万多，不，上亿的数量，上亿米，高度也是上亿米，因为它们人就有上亿多人。

咨：嗯，因为鬼影就有上亿个鬼影。

访：其实我喷的过程中看出来了，它们全都是由一个人分身出来的。

咨：噢——，都由一个人分身出来的。

访：但我还是找不到它们本体。

答：还是没找到本体。

访：因为本体它太厉害了。

答：太厉害了。

访：对。

答：嗯，好，一个大木箱子。那个大木箱有多重？

访：那个木箱特别特别重，大概有好几，好几千吨。

答：好几千吨，嗯，好几千吨，一个大木箱子，然后好厚，上亿米宽……

访：关键就差一个人，最大的那个人，就是本体，没找到它，喷不到它。

答：你现在还没找到本体是吧？

访：嗯，没喷到它。

答：没喷到本体。那我们可以那个呀，我们先把就是已经喷到的它们先塞到木箱子里面，看本体能不能现形？待会再看看瞧。

访：好，（过了好一会儿）本体现形了，好大呀！

答：现形了，好大呀，多大呀？

访：快喷它！（过了一会儿）好好好，它被我抓住了，好好好好了好了。

答：本体抓住了呀，太棒了！

访：进木箱了，它进去了。

承载物是个巨大的棕色木箱，很好的木头材质，木箱长度上亿米，高度也上亿米，厚度3千米，重量好几千吨。喷鬼影的过程中来访者发现这些数不清的鬼影都是由一个鬼影本体分化出来的，装鬼影的时候来访者找到了最重要的象征物——鬼影本体。来访者描述鬼影本体好大好大，跟天空差不多大，自己只能看到鬼影本体鞋子的最底部。来访者把鬼影本体喷过后也装进了木箱。

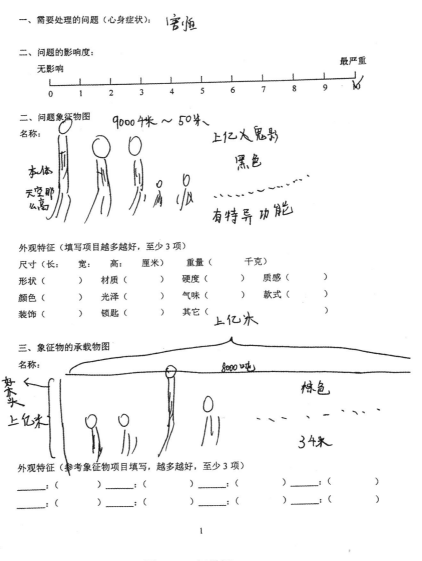

一、需要处理的问题（心身症状）：害怕

二、问题的影响度：

无影响　　　　　　　　　　　　　　　　　　　　　　　最严重

0　1　2　3　4　5　6　7　8　9　10

二、问题象征物图

名称：　　9000千米 ～ 50米

本体　　　　　　　　　　　　　上亿大鬼影

天空那　　　　　　　　　　　　黑色

么高

有特异功能

外观特征（填写项目越多越好，至少 3 项）

尺寸（长：　　宽：　　高：　　厘米）　重量（　　千克）

形状（　　）材质（　　）硬度（　　）质感（　　）

颜色（　　）光泽（　　）气味（　　）款式（　　）

装饰（　　）锁匙（　　）其它（上亿米）

三、象征物的承载物图

名称：　　8000吨　　上亿米

母系头

上亿米　　　　　　　　　　　　棕色

34米

外观特征（参考象征物项目填写，越多越好，至少 3 项）

____：（　　）____：（　　）____：（　　）____：（　　）

____：（　　）____：（　　）____：（　　）____：（　　）

1

图 3-23　记录纸 A

　　鬼影全部装进木箱后，再次询问来访者需不需要清洗它们。来访者把木箱凿个洞，灌进水淹鬼影，鬼影都奄奄一息，快死了。将木箱盖好。不用加固。

　　移动前让来访者看清楚木箱和里面的鬼影。来访者说木箱里挤得满满的鬼影尸体，都快爆出来了。

初始移动时移不动，咨询师建议给木箱加个轮子。加轮子后木箱能移动了。可见移动移到50米时，箱子小了好多，只有半米多了。移到150米时，来访者说箱子快没了。移到300时，箱子还剩一点点。移到500米，木箱是个小点了。移到1000米时，来访者说看不见了，"它在哪？"咨询师询问看不见了，觉得箱子还在吗？来访者回答箱子根本就不在了，没了，于是结束移动。

再次询问恐怖影响度分值，为0分。

咨询师问来访者今天移得累不累？来访者说好累呀，箱子里全是鬼影的尸体，但反馈移到100米的时候就开始轻松了，1000米时看不见了，就舒服些了。现在想到晚上一个人睡觉也不害怕了。本次移空用时32分钟。结束后，来访者邀请咨询师跟他一起玩"动物跳街舞PK"的游戏。

1周后随访，恐怖影响度分值为2分。

五、第4次移空

这次咨询先随访上次做的移空，来访者说晚上有时睡得着，有时睡不着，睡觉时黑色鬼影少多了，但又出来一些别的东西。另外夜里会被吓醒，吓醒后想继续睡就睡不着了。经与来访者商定，本次移空处理的靶症状为夜里被吓醒的恐惧情绪，问题影响度10分。

来访者说吓醒时脑子里一直浮现出两个情景：一个是一个像僵尸一样的绿色生化人，打开门向自己走来，靠近床边想吃自己，然后就不见了；另一个是一个黑色蒙面刺客把家里的东西偷了一遍，然后举着一把刀走到自己身边。两个情景反复出现直到早上，导致睡不好觉。

让来访者把这些恐惧的画面拍下来。来访者用高级的、拍电影的、巨大的摄像机把这两个情景完整地拍了下来，并保存在一个黑色的橡胶盒里。橡胶盒作为此次移空处理的象征物，来访者具体描述了橡胶盒。

承载物是一个书包，除了大了一号外，跟来访者带来的书包一模一样。

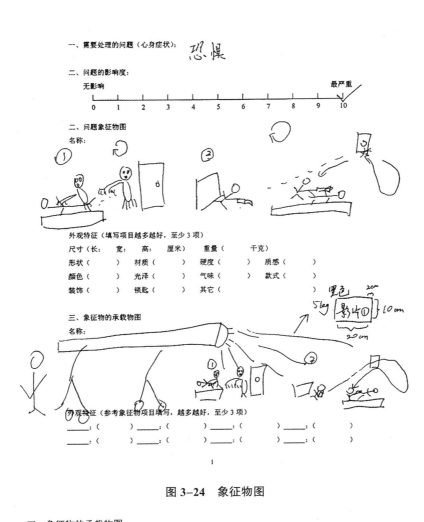

一、需要处理的问题（心身症状）：恐惧

二、问题的影响度：

无影响　　　　　　　　　　　　　　　　　最严重
0　1　2　3　4　5　6　7　8　9　10

二、问题象征物图
名称：

外观特征（填写项目越多越好，至少3项）
尺寸（长：　　宽：　　高：　　厘米）　重量（　　千克）
形状（　　）材质（　　）硬度（　　）质感（　　）
颜色（　　）光泽（　　）气味（　　）款式（　　）
装饰（　　）锁匙（　　）其它（　　）

三、象征物的承载物图
名称：

外观特征（参考象征物项目填写，越多越好，至少3项）
＿＿＿：（　　）＿＿＿：（　　）＿＿＿：（　　）＿＿＿：（　　）
＿＿＿：（　　）＿＿＿：（　　）＿＿＿：（　　）＿＿＿：（　　）

1

图 3-24　象征物图

三、象征物的承载物图
名称：

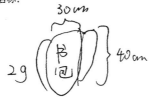

外观特征（参考象征物项目填写，越多越好，至少3项）
＿＿＿：（　　）＿＿＿：（　　）＿＿＿：（　　）＿＿＿：（　　）
＿＿＿：（　　）＿＿＿：（　　）＿＿＿：（　　）＿＿＿：（　　）

1

图 3-25　承载物图

将橡胶盒装进书包，再用一块透明的钢铁皮把书包包起来。来访者说钢铁皮有助于移动，也不会摔坏。

移到 100 米时，来访者看不见书包、感觉不到、心里也没有了。这时来访者问那两个人又重复出现怎么办？咨询师询问是不是担心他们还会回来？来访者说想把书包扔到大海里。咨询师建议不要扔到大海，继续再往远处移动书包。于是又移到 500 米 –1000 米 –3000 米 –5000 米，这时来访者说书包不在了，肯定不会回来了，不可能回来了，现在放心了。咨询师让来访者记住这个放心的感觉。

再次评估恐惧的影响度分值，为 0 分。本次移空用时约 30 分钟。移空结束后，来访者玩飞扑克牌游戏，玩得非常好。

六、访谈

上周来访者因期中考试请假，所以这次咨询隔了两周。先对来访者进行随访，来访者说现在入睡完全没有问题，一点都不害怕了，妖魔鬼怪也未再出现。夜间偶尔醒来还会出现一些东西，但不受影响，影响度约为 1 分。现在睡觉好了，早上起来也不困了。来访者还说这两周很开心，期中考试考得很好。咨询师注意到来访者脸上的皮炎好了。

这次来访者带了两本福尔摩斯的书来，邀咨询师一起看，谈论书的内容，然后一起折书中的地图。

七、访谈

这周咨询再次随访来访者的睡眠情况。来访者说现在都能睡着，鬼影未再出现。夜里有时醒一下，但不受影响，很快又睡着了。

询问来访者还有无要解决的问题。来访者说上晚自习有时作业写完了，书也看完了，感到有点无聊，打了 4 分；又补充说也不是特别无聊，就去上个厕所，走廊里走走，也就快放学了。本次未做移空。访谈后来访者玩自创游戏。

来访者母亲反馈来访者现在状态很好，咨询师也觉得可以结束咨询。因此这是最后一次咨询。

八、咨询效果

咨询师与来访者共进行了 6 次咨询，其中 4 次做了移空，分别处理了来访者烦躁、着急、恐怖、恐惧 4 个症状，当场疗效均达到临床痊愈，1 周随访疗效稳定、持续。尤其晚上因恐惧不能入睡，以及夜间被吓醒的情况，完全解决。睡眠状况良好，之前的抽脖、脸上的皮炎症状也消失，来访者整体状态明显好转。来访者的妈妈也反馈来访者改变很大，对咨询效果很满意。

九、反思

移空技术操作中象征物、承载物的构建，以及清洁、置放、移动等，都要求来访者在具象思维中完成。具象思维的应用水平对移空技术的疗效起到至关重要的作用。本个案来访者是个 10 岁的小学生，相对于大人，孩子的具象思维能力强、想象力丰富。具象思维能力本身即属人的潜在能力，随着年龄的增长常常退化，可能跟现代的教育系统往往更重视抽象思维和形象思维的发展，较忽视具象思维的发展有关。而且孩子对移空技术的思路没有疑问，而是非常自然地按照咨询师的引导一步一步地去做，就像做游戏似的，移空操作过程也更加流畅。所以给孩子做移空，一般来说比大人更容易。

移空技术的操作步骤熟练掌握以后可以灵活运用。此案例的第 3 次移空并没有完全按照移空技术 10 个操作步骤的顺序。靶症状恐怖的象征物鬼影，活力很大，很难控制且数量极多，在引导承载物时有困难。来访者表示没有任何东西能装得了鬼影，于是咨询师引导来访者先处理象征物。处理和干预象征物鬼影花了较长时间，此后来访者最终想出办法，用特殊药物取消鬼影的特异功能，并对象征物进行灭活处理。这个过程是在静态作业中提前运用了动态作业。另外，将象征物装进承载物时，最主要的象征物——巨大的鬼影本体才呈现出来，这是在第六步又穿插了第二个步骤。移空技术的 10 个操作步骤可以颠倒顺序灵活使用，也不一定每次都要做完 10 个步骤。给孩子做移空，根据孩子的不同特点可以更加不拘泥，灵活地运用移空技术。

第3次移空来访者处理象征物鬼影时遇到困难，来访者表示"神来了也没用"，想了好几种办法都不行。咨询师一方面积极鼓励来访者并给出一些建议，一方面觉得如果实在做不成也能接受。移空技术并不是每次都能做成功，这跟很多因素有关，咨询师尽力即可。咨询师越放平心态，给来访者的空间反而越大，来访者的主观能动性更容易发挥出来。而咨询师的期待，往往会限制来访者。想起特鲁多医生墓志铭上的一句话"有时治愈，常常帮助，总是安慰"，咨询师要抱着这样的心态去工作。

本案来访者家庭关系比较复杂，矛盾冲突也较多，咨询师并没有针对来访者的家庭去做工作，而是着眼于直接处理来访者的心身症状。来访者的问题解决了、状态改善了，也会影响到家庭。后来来访者跟妈妈和弟弟的关系都变好了，妈妈对咨询效果也很满意。移空技术可以直接处理孩子的负性心身症状，疗效显著且能保持；而且，孩子的身心状态改变了，也会影响到家庭的其他成员及关系。

（本案例报告已在《心理咨询理论与实践》2022年1月第4卷第1期发表，收入本书时略做修改）

第四章　逐字稿式案例报告（含答疑）

　　逐字稿式案例报告是逐字记录个案咨询全程的对话内容，旨在巨细无遗地呈现移空咨询干预的全貌。究其记录文字的细节，逐字稿可以分为两类，一类是完全没有经过文字加工的，包括语气词、口头语、重复的语句都在内，甚至标注了语句间停顿较久的时间，是原封不动的录音文字记录；另一类是做了少许文字加工的，即为了阅读顺畅，删去了若干带有咨询师个人习惯色彩、对咨询内容无关紧要的语气词、口头语、俚语等，有时候这些文字就占据不少篇幅。记得移空咨询督导师经常说的一句是："看看自己的逐字稿，才知道自己说了多少废话。"

　　逐字稿需要反复阅读，仔细琢磨，主要去体会咨询师如何紧贴来访者的感受带领来访者步入心理空境；如何最大限度地发挥来访者的主动性、在看似平常的对话中灵活运用移空技术的各个步骤；咨询过程遇到难题、卡壳时，咨询师如何与来访一起发现出路；如何把案例做得干净利落等。宜边阅读边感受，领会移空咨询的思路，体验移空咨询的氛围。

　　本章收入的两个案例是移空技术创始人刘天君教授在两次培训现场的演示案例，根据录音整理而成，基本上属于第一类逐字稿。两个案例后面，附有刘教授就本案进行的答疑。

案例 1：背痛·刀（刘天君）

一、逐字稿

来访者中年女性，移空培训班现场演示征集的来访者，背痛，影响度 8 分。

以下是根据录音整理的逐字稿。

咨：您好！您叫什么名字啊？

访：您好！刘教授，我叫某某。

咨：某某（重复来访者名字），您是做什么工作的啊？

访：我是一名某某（来访者告知自己的职业）。

咨：一名某某（重复来访者职业），是某某（并进一步提问）？

访：嗯。

（咨询师请来访者调整座椅的距离后，双方坐定）

咨：看你有点紧张，是吗？

访：稍微有点吧。

咨：那咱们先做个三调放松，好吗？请你坐椅子的前 1/3，腰要直，然后双手可以放在大腿上，掌心向下，轻轻地闭上眼睛，不受外界影响，咱们自己做自己的。做缓慢的深呼吸，把注意力放到呼气上，不去注意吸气，另外如果你坐得不舒服，你可以晃一下，找一个最舒服的姿势，坐定就可以了。好，现在很好。

做缓慢的深呼吸，把注意力放在呼气上，随着呼气把脑海中的一切念头排出在头脑之外，让头脑变得很清晰、清爽。好，很好，让心身安定下来，等你觉得心身都已经安定了，就可以慢慢地睁开眼睛，如果还觉得需要再待一会儿就再做一下。好，现在不错，挺好。

访：（流眼泪）

咨：慢慢做，深呼吸，只注意呼气，不在意吸气。好，很好。

（给来访者递纸巾）

咨：好，很好。慢慢地做深呼吸，只注意呼气，随着呼气把头脑中的所有念头排出在外，让心身真正的安定下来。……很好。很好。可以了就慢慢地睁开眼睛。

访：（擦眼泪）

咨：很好，你刚才说哪儿不舒服？

访：我整个的后背。

咨：后背，整个后背？

访：嗯。

咨：那你检查是哪儿有问题呢？

访：整个的后背，这个胸椎和腰椎，所有的椎管狭窄，还有那个压缩。

咨：那你整个后背有问题，整个后背是什么样的感觉呢？

访：嗯，天天就是在一个疼痛的那种感觉里，缩着，那个紧紧地紧着你，你要是一不小心喘气喘不巧的话，一下子就这样了。（来访者用手比画着说明）

咨：那你觉得这个缩着，是像一个什么东西缩着？是什么东西夹着你？还是像一个铁板似的箍在这儿？是一种什么样的具体的感觉？

访：整个的后背就像一块非常大的那种石块，就是压着你。

咨：大的石块？

访：嗯。

咨：是一种什么样的石块呢？有多大？比如说。

访：我觉得特别沉，压得我的内脏都往前走，我感觉……

咨：大的石块，那这个石块，我觉得首先要问一下是个什么样形状的石块？

访：没有规则的一个大石头。

咨：没有规则的，是没有规则的，是带棱角的还是不带棱角的？

访：带一点棱角的。

咨：棱角在哪个位置上？

访：棱角就压在我的那个脊柱。

咨：脊柱那个位置，朝里？

访：朝里压着。

咨：朝里压着。

访：嗯。

咨：那个整个石块是大体上是方的？还是圆的？还是椭圆的？大体是什么形状的？

访：大体是个不规则的方形。

咨：不规则的方形。

访：嗯。

咨：不规则的方形，然后有一些触角是朝里扎着，扎在那个位置上，是不是？

访：对，对。

咨：那这个石块你觉得有多重？大体上有多重？

访：我感觉特别重，就得像那个……感觉那种疼起来就像座山似的。

咨：有几吨？还是几十吨？还是多少？

访：疼的时候得有几百吨那种感觉。

咨：几百吨那种感觉，几百吨那种感觉。

访：嗯。

咨：现在有多少？现在有多少？

访：现在也得有……感觉起来也得有……四五十吨吧。

咨：四五十吨这样。

访：嗯。

咨：四五十吨的大石块扛在后面。你觉得这个石块是什么材质的？比如是花岗岩的？还是石灰岩的？还是什么的？很硬的还是有点软的？

访：就是咱们普通的那种石头。

咨：普通的石头。

访：嗯。

咨：灰色的？

访：嗯……有点那个黄。

咨：有点黄。

访：颜色有点淡黄。

咨：那个整个颜色是均匀的？还是有的地方深有的地方浅？

访：嗯，两边比较均匀，中间比较深一点的那种深黄。

咨：两边比较均匀，中间比较深一点的深黄。

访：嗯。

咨：那个尖的触角是什么颜色的？

访：触角有点黑。

咨：触角有点黑，触角有点黑。

访：嗯。

咨：有几个触角？

访：感觉中间整个的是一把刀。

咨：噢，整个是一把刀。那个刀是，如果是把刀是什么样子的？那个刀是在石块里面镶嵌在那儿还是石块出来一个棱？

访：镶嵌在里面往外凸出。

咨：镶嵌在里面往外凸出，有把刀是吧？

访：嗯。

咨：那个刀是什么材质的呢？钢的，铁的？

访：那个刀就是一个有点像不锈钢。

咨：不锈钢的。

访：嗯。

咨：闪亮的还是发锈的？

访：发锈。

咨：就是有点那个黑，有点黑那样。

访：嗯，锈的。

咨：有多长？

访：感觉整个脊柱那么长，和脊柱一样长。

咨：和脊柱一样长，和脊柱一样长。

访：嗯。

咨：那个刀本身有多重呢，你觉得？

访：我觉得刀也特别沉。

咨：有多沉呢？比如说。

访：就像我们小的时候，家里轧猪草的那个刀的，那种……

咨：轧草的那种刀。

访：轧草的那种刀。

咨：有把吗？

访：没有把。

咨：没有把。就是一个大刀片？

访：对。

咨：有多厚呢？

访：我感觉得十好几公分厚。

咨：十好几公分厚。

访：嗯。

咨：那后面是黑的，前面是亮的？还是，都是黑的？

访：前面不是很亮，但是是很薄的，整个的是个黑的。

咨：整个是个黑的。

访：刀片也不亮。

咨：刀片也不亮。

访：嗯。

咨：整个是个黑的。

访：嗯。

咨：铁锈色？也不是，就是黑的。

访：不是铁锈色，就是黑的。

咨：有 10 公分厚？

访：得有 10 公分厚。

咨：有 10 公分厚，有 10 公分厚。

访：嗯。

答：10 公分厚。然后前面稍微尖一点，是吧？

访：对。

答：前面尖一点，哦。整个脊柱那么长？

访：对。

答：这个刀本身你刚才说有多重呢？大概呢？刀本身有多重？

访：唉，刀本身我就觉得得好几十斤吧。

答：好几十斤，好几十斤。

访：嗯。

答：它是不锈钢的。

访：嗯。

答：不锈钢的，嗯，好几十斤重，黑色，很厚，前面稍微薄一点，直接戳在脊柱上。

访：整个的脊柱。

答：直接戳在脊柱上。

访：嗯。

答：那这把刀你觉得可以拿下来吗？

访：我想让它离开。

答：你想让它离开。离开了以后你把这把刀放在什么地方呢？

访：我想把它放在一个我看不见的地方，也平常碰不着的地方。

答：但是这样，我们可以把刀移到看不见的地方，但是现在移这把刀的时候呢，需要有一个容器把它装进去，你觉得装在什么里边儿比较合适呢？

访：装在一个木头盒子里安全。

答：木头盒子里。

访：嗯。

答：什么样的木头盒子？

访：长方形的那种木头盒子。

答：长方形的木头盒子。

访：嗯。

咨：有多长？

访：比那个刀得长，得有 15 米吧我觉得。

咨：15 米。

访：嗯。

咨：刀有多长？有 10 米？

访：刀有 10 米。

咨：刀有 10 米。

访：嗯。

咨：盒子有 15 米。

访：嗯。

咨：这个盒子是什么材质的呢？哪种木头？

访：就是一个比较好的那种……平常我们老百姓说的这些，比较好的梧桐的吧。

咨：梧桐的，梧桐的，噢。

访：嗯。

咨：有盖吗？

访：得要个盖。

咨：得要个盖。

访：嗯。

咨：得要个盖。这个上面有漆吗？这刷了漆吗？

访：没有漆，原色的。

咨：原木的，原色的。

访：嗯。

咨：有木头的纹理吗？

访：有纹理。

咨：有没有生产厂家呢？

访：没有，没有。我感觉那个应该是我父亲给我做的一个，就是盒子应该是我父亲给我做的，因为我父亲是个木匠，我感觉他给我做的，挺好看的。

咨：挺好看的。

访：嗯。

咨：角是圆的还是尖的？角是圆的还是……

访：圆一点的，不要棱角。

咨：有包角吗？

访：包角稍微包一点。

咨：包角是铁的？还是……

访：不要铁的，嗯，就是把那个角打得圆滑一点就行了。

咨：噢。原木没上漆，清漆也没上？

访：对。

咨：噢，就是原木色。

访：原木色的。

咨：这个盒子有多重呢？

访：因为梧桐本身比较轻吧，那个盒子我觉得也有 10 斤左右。

咨：10 斤左右。

访：嗯。

咨：但是那个刀很重。

访：对。

咨：盒子不太重。盒子不太重。

访：嗯。

咨：那，那个盒子里面是什么样子的？

访：里面也非常光滑。

咨：里面也非常光滑。

访：嗯。

咨：那个有多厚呢？那有多厚？

访：那个得有 5 个公分厚吧。

咨：5 个公分厚。

访：对。

咨：底下是什么样的？和上面一样？

访：底，稍微厚一点，也稍微厚 1 个公分吧。

答：稍微厚 1 个公分，噢。

访：嗯。

答：这个一个长方形的，15 米长的盒子，然后呢，上面有一个盖，盖是合页的还是拿下来的？

访：合页的，可以上锁的。

答：合页的，可以上锁的。

访：嗯。

答：可以上锁的。可以上锁的。就是一把刀，一个盒盖，是梧桐的，没有上漆，摸上去那个盒子是光滑的，还是？

访：比较光滑。

答：比较光滑。

访：嗯。

答：那把刀是光滑的，还是？

访：刀其实也比较光滑。

答：也比较光滑。

访：嗯。

答：刀其实也比较光滑。摸上去那把刀是凉的还是热的？

访：感到不凉。

答：温的，盒子也是温的。

访：对。

答：噢。那好，那现在请你把那个刀和盒子画在这个黑板上，然后前面写上那个分，是几分？

访：（画图）

答：那你看现在是一把刀子，然后是一个盒子，这个盒子里面是有合页的那个盖盖上了，然后上面是把刀，刀的上面是宽，底下是窄的，上面宽底下窄，然后这个刀是一个不锈钢的，黑色的，摸上去不是很凉，有一点温度。然后底下的盒子呢，是个梧桐木的盒子，那是你父亲打造的，是吧，大概有 15 米长，刀片有 10 米长对吧？

访：嗯，嗯，嗯。

咨：那我们现在再做一次三调放松，然后我们准备把它清洗，再移动一下好吗？

访：好。

咨：还是坐椅子的前1/3，然后最舒服的姿势，然后轻轻地闭上眼睛，双手放在大腿上，仍然做缓慢的深呼吸，注意力放在呼气上，随着呼气把头脑中的所有杂念、所有念头都排出于脑海之外，让头脑变得很清爽。

很好。（安静等待）

不错。（安静等待）

等你做好了之后，觉得心身安定以后，可以慢慢地睁开眼睛，我们继续下一个步骤。（安静等待）

很好，很好。那现在我们下一个步骤是想把这个象征物和承载物就是清扫一下，你觉得这个刀上面有没有污渍？你可以颠来倒去看一下，另外你可以睁开眼睛也可以闭上眼睛，随你选一个都可以。先看一下刀那上面有没有不清楚的污渍？比如黑乎乎的，上面有没有血迹？有没有不干净的东西？或者有没有其他的杂质，有吗？

访：稍微有点灰，稍微有一点一点的灰。

咨：有点灰，有点灰，在什么位置上有点灰呢？是刀刃那一方面还是在刀背那一方面？

访：是刀的中间有。

咨：刀的中间。

访：刀的中间。

咨：刀的中间。其他部分都是干净的吗？还是其他有什么需要去掉的杂质什么东西的？

访：整个刀不亮，就感觉特别钝。

咨：刀不亮，很钝是吧？那你需要把它打磨一下吗？

访：怎么打呀？

咨：希望什么，你希望它干什么？

访：希望打一下。

答：希望打一下，那你就闭上眼睛打一下没事，你觉得用什么打比较合适呢？用磨刀石还是用什么？

访：我想用抹布，用干净的毛巾把它擦一下。

答：好，那你就擦一下。用干净的毛巾把它擦一下，尤其是把中间那个有点灰的东西擦掉，其他的地方也把它擦干净。

慢慢擦，擦得仔细一些，然后颠过来倒过去地看一下，还有没有其他需要擦的地方？需要擦呢都把它擦一下，你要觉得需要用其他的东西什么洗涤灵呀洗洁精呀也都可以。

访：我觉得拔不出来，只能看到一边，这一面……

答：哪儿拔不出来呢？

访：刀就像镶嵌在我的整个脊柱上，我根本没有能力把它翻过来。

答：那你这样好不好？比如说，你现在翻不过来对吧，翻不过来，你觉得哪一面就是镶在脊柱里，掐在脊柱里面，那你希望拿来之后呢哪一边你觉得擦不着？是插进去的那边擦不着？

访：我只能擦它的这一侧，右侧这一侧。

答：右侧，左侧擦不着。

访：左侧我够不着，也拿不出来。

答：那你可以不可以，比如说我们可以想象呢做一个手术把它拿出来，好不好？比如把左侧切开，切开把它拿出来，不会流很多血，而且实际上你拿的时候可能比你想象中要容易，你只要划一下它可能就出来了。

访：（哭）唉呀，真害怕手术，我做够了手术。

答：我知道，但是这个吧，是一个这个用想象的方式做的，它不会对你有什么伤害。

访：一想到要手术就头皮发麻。（大哭）

答：是，是，是的。

访：（哭）

答：没事，安静一下。

第四章　逐字稿式案例报告（含答疑）

访：做够了。

咨：做过几次手术？做过几次手术？

访：做过四五次手术。

咨：做过四五次手术。

访：颈椎做过两次。

咨：颈椎做过两次。

访：害怕了。不想再动了。

咨：那你现在可以这样，如果我们不用手术的方法，也觉得比如说我们可以用一个比如说可以用一个创造性的方式，比如说把它吸出来或者把它用磁铁，或者用其他的替代品把它更换一下就行，就把它弄出来就可以，也可以不用手术的办法。你看什么办法，能够既没有创伤，这个刀又能出来呢，你想象一下你觉得可以想方法……

访：感觉我刚才哭的时候感觉它晃动了。

咨：晃动了。

访：嗯。它往外出了。

咨：往外出了是吧，你就在那儿晃动一下，也可能，其实可能比较容易就能拔出来，哎，好，好，好，出来了吗？

访：晃动一下，它还能出来。

咨：对，一点一点出。晃一下，一点一点出。其实应该不太痛。

访：刚才晃的时候它有那么一点疼。

咨：对，你晃一下，然后可能慢慢可以出来。

访：想让它出来。

咨：你想让它出来，好。

访：现在上面出来了。

咨：上面已经慢慢出来了。

访：好像我可以转过去。

咨：对，对，好，好，好。转了一下，把它拿在手里面，把那边擦一下。

访：挺沉的。

答：挺沉。那你需要一个什么工具吗？比如说……

访：我需要底下有一个凳子给它垫上。

答：哎好，那你就拿一个凳子把它接一下，把它放在凳子上，把它放在凳子上，好，好，放上了吗？

访：嗯。

答：把那边也擦一下，那边也擦一下。很好。擦过了吗？

访：嗯。

答：擦干净了吗？两边都擦干净了吗？

访：擦干净了，但是有一块总是也擦不去。

答：哪一块擦不去？

访：在那个上面……

答：上面有一块。刀尖那边还是刀把那边？

访：应该是刀尖的上面。

答：刀尖的上面，有一块什么样的污渍呢？什么样的污渍？

访：有一块小小的、黑黑的东西粘在上面擦不去。

答：你觉得用其他的东西，比如说用个铲子或者用个什么锤子砸一下或者用什么钳子搞一下……

访：我用清洁球擦擦。

答：好，好，好主意。

访：擦下去了。

答：擦下去了吗？

访：但是有痕迹。

答：有痕迹。什么样的痕迹呢？

访：一道一道的。

答：一道一道的，但是那个污渍已经下去了是吗？

访：嗯。

答：那个痕迹你需要把它打磨一下吗？

访：我想把它擦一擦。

答：那你把它擦一下，用什么擦呢？

访：我想用去油的那个……

咨：洗洁精。

访：抹布。

咨：去油的抹布，好，好，好主意。

访：现在好了。

咨：好了，基本上就把它清理完了是吧？就是说那个灰尘擦掉了，那块小污渍也擦掉了。

访：对。

咨：然后你把刀放在凳子上了是吧？

访：嗯，刀就是立在我的后背。

咨：立在你的后背。

访：在凳子上支着，但是也不行，让它往前走，它也走不了。

咨：打断了是吧。那你现在趁这个机会把那个盒子也再清扫一下，盒子里里外外打扫一下，盒子里里外外也打扫一下，盒子里边，你看怎么打扫比较合适？

访：我想把它擦干净。

咨：把它擦干净。

访：放一个干净的，那种干净的，那种柔软的，天鹅绒的毯子。

咨：什么色的毯子？

访：淡雅的黄。

咨：淡雅的黄，哦，淡黄色的，好，挺好。那个毯子是毛茸茸的？

访：嗯。

咨：好，正好能够放在里面做一个衬一样的是吧？

访：嗯。

咨：好。那个盖也擦干净了吗？箱子盖也擦干净了吗？

访：嗯，擦干净了。

咨：擦干净了。那现在你已经把那个箱子和这个刀都擦干净了，那现在请你轻轻地把那把刀放在这个已经用天鹅绒，淡黄色天鹅绒衬的盒子里面，你放放看呢？

访：我觉得那个刀和石头分不开。

咨：和那个石头分不开，那你刚才已经把刀和这个身子分开了，那你看有什么办法可以把刀和石头分开呢？用个什么切割一下，用个切割机还是用什么东西？切石块那种切割机好吗？或者别的其他方式呢？

访：石头太沉了。

咨：石头太沉了。如果你要是用切割的话，比如说我们把它撬一撬呢，或者把刀边上把那个缝撬大一点让它出来也可以，你看用什么方式更好一些？慢慢的，不着急，有办法的。

访：用切割机我感觉我疼。

咨：用切割机你觉得疼，那切割机割石头你觉得疼，如果我不用切割机的话，我们用一个撬杠或者用什么东西撬上去行不行？

访：用撬杠吧。

咨：对，用撬杠可以，就不要伤到你，你自己不要感觉到疼，慢一点没关系。慢慢下来，慢慢把它撬下来，然后轻轻地放在盒子里面。

访：我感觉撬下来不安全，那个刀有点抖。

咨：那你可以不可以把那个盒子立在那个边上，然后直接把它撬到盒子里面也行，直接放进去也可以。

访：刀刃太厉害了。

咨：刀刃太太厉害，但你那个盒子里面有一个天鹅绒的包，或者你还可以一个办法，你可以把天鹅绒先拿出来先包在那个刀上，然后再放回去，可以把刀刃先包起来。

访：这个安全。

咨：这个很安全，行，你先把它包起来，然后把它放回去。慢慢的，不急。

访：我感觉出汗了，有些害怕。

咨：没事，稍微慢一点应该问题不大我觉得，因为我们现在没有什么不安全因素的措施。把刀刃包上，然后把它慢慢地放在盒子里面，而且可以把盒子盖上。……嗯用点力，稍稍用点力。

访：我感觉我的后背像裂开一样。

咨：没事，你可能操作的时候会有一点感觉，但是应该问题不是很大。

访：（深深地吐了一口气）

咨：好，很好。

访：好不容易撬下来。

咨：不容易，不容易。好。

访：可以横着放。

咨：放进去，慢慢放，慢慢放进去。那个盒子我觉得还是很适合的，它的长度比刀要长一些，而且是一个你父亲打的一个，做工很细的一个盒子。

访：刀上盒子里去，显得刀真小。

咨：嗯，可以可以。放进去了吗？

访：嗯放进去显得刀很精致、很小。

咨：很精致、很小是吧。也稍微亮一点？

访：比原先亮了，看起来也好看了。

咨：看起来也好看是吧。

访：嗯。

咨：那这个盒子你还需要衬点什么东西呢？还是就这样就可以了？

访：我想把刀这个刀柄这块放上两朵花。

咨：好，那你就放两朵花。什么样的花呢？

访：一朵黄玫瑰，一朵红玫瑰。

咨：一朵黄玫瑰，一朵红玫瑰。放进去了吗？

访：放进去了。

咨：放进去了。还需要再放其他东西吗？

访：（流泪）

咨：慢慢来，不急。还需要放什么我觉得你都可以放进去。（等待了一会儿）很好，一朵黄玫瑰，一朵红玫瑰，还有什么其他需要放的？还是就这样就可以了？

访：还有我写的一个卡片。

咨：还有写的一个卡片，上面有字是吧？

访：（点头）

咨：好，把那个卡片也放进去，放在黄玫瑰和红玫瑰之间呢？还是放在另外一个……

访：放在那个盖好的那个刀的那个黄色的天鹅绒毯上。

咨：哦，天鹅绒毯上。那个卡片是什么颜色的？

访：卡片是淡雅的绿。

咨：淡雅的绿，你写的字是什么颜色的？

访：我写的字是黑色的。

咨：写的字是黑色的。字多吗？

访：不多。

咨：不多噢，就几句话是吧？

访：对。

咨：好，那你就把那个淡雅的绿的卡片，写上黑的字的几句简单的话，放在那个淡黄色的天鹅绒上，对吧？好，把它放上去。还有需要放的东西吗？

访：其他的不放了。

咨：其他不放了，那我们现在把它盖上吗？

访：可以。

咨：好，盖好了吗？

访：盖上了。

咨：那你觉得这个盖需要加固吗？需要加锁吗？还是需要加带子绑上？还是需要什么？你觉得需要什么措施呢？

访：感觉需要一个好看的锁。

咨：好看的锁。你觉得什么样的锁比较好看呢？

访：古代的那个嫁妆箱子上的。

咨：好，古代的嫁妆箱的那个锁，那就用那把锁，就用那把锁，是两边撞上的是吧？

访：嗯。

咨：嫁妆箱上两边撞上的锁，是铜的？

访：对，铜的。

咨：铜的，有很长的别是吧？

访：对。

咨：有很长的别，那把锁是很亮的锁吗？

访：不是很亮，但是铜的很干净。

咨：不是很亮，很干净，不是新锁是旧锁，对吧？

访：是一把旧的锁。

咨：旧的，但是很干净的锁。

访：嗯。

咨：好，好。旧锁。那你把它锁上吧。

访：（点头）

咨：那现在你眼前的是一个已经装好了刀的，那一个梧桐木的箱子，另外加了一把古代的嫁妆盒那样的很好看的黄色的黄铜的锁，那把锁很干净，对吧？

访：嗯。

咨：看得很清楚，是吧？

访：嗯。

咨：好，好。那我们现在开始移动了，好吗？

访：（点头）

咨：好。那你现在先把需要移动的那个盒子放到你眼前看一下，看清楚了吗？

访：感觉很模糊。

咨：有点模糊。你那个锁是朝着你自己还是不朝着你自己？

访：朝我自己。

咨：朝你自己。锁看得清楚吗？

访：锁看得清楚。

咨：看得清楚。

访：只看到锁了，我觉得。

答：没关系，那个盒子看得不是太清楚是吧？

访：嗯。

答：但是也还有是吗？

访：嗯。

答：好，那现在是眼前，你把它放到眼前 1 米的地方，到了以后，点点头。

访：放地上吧。

答：嗯就在眼前，其实飘着也行，地上也可以，因为你往前走嘛，你放在哪儿都可以，就是眼前 1 米远的地方。从眼前放到眼前 1 米远的地方，就让它远一点。

访：（有情绪起伏，擦眼泪）

答：慢慢来，不着急，到了再告诉我。

访：我只看到锁。

答：只看到锁，没关系，在 1 米远吗？

访：像是在飘着，飘着。

答：像在飘着是吧？飘在什么地方呢？

访：飘在我眼前，它不往 1 米的地方走。

答：那你比如说用遥控器把它到 1 米的地方，它可以受遥控吗比如说？把它放到 1 米的地方，用遥控器去试一下，就像电视机那个遥控器一样。

访：用很大的力气，我没有，遥控器的力量也过不去。

答：那还需要加点什么力量呢？或者你给那个箱子加上个轮子有没有可能？

访：感觉得用手推。

答：那你就推一下，推一下也可以。

访：好不容易过去了。

答：到了 1 米吗？

访：好不容易推到 1 米。

答：好，很好。看得还清楚吗？

访：现在它放在一个椅子上。

咨：放在一个椅子上，在 1 米远的地方，是吧？

访：对。

咨：好。3 米。

访：得推得用力

咨：什么搬呢？会用点力量，会需要点力量，是需要点力量但是能到。

访：嗯，还行。

咨：还行，还在椅子上吗？

访：推到 3 米那个地方了。

咨：好，好，好。

访：推到 3 米的地方更不舒服。

咨：更不舒服是吗？好，回到 1 米。

访：唉，我有点搬不起来。

咨：没事，你搬几次吧就会轻松一些，来回试几次，开始的时候是比较困难的。

访：搬回来箱子有点变颜色。

咨：有点变颜色吧，变什么颜色？

访：箱子上面就好像有灰了似的。

咨：有灰了是吗？你现在把它放在眼前，再看清楚放到眼前，看看有没有变化？

访：哦，是光，是个影子。

咨：是个影子是吧，不是灰，是吧？好，还是那个箱子，对吧？

访：嗯。

咨：颜色变了吗？

访：没有变。

咨：没变，好。现在我们继续啊，你做得很好，当然开始可能会稍微使点劲，没关系，你做得很好，现在你直接放到 3 米。

访：现在稍微轻快了。

咨：轻快了吧，3 米，好。到了吗？

访：到 3 米了。

咨：5 米。

访：5 米的时候感觉我的脚也够不着，推不上劲。

咨：其实你不用推，你就用遥控也行，就遥控就可以了，因为越往前是越松、越轻。

访：用遥控器。

咨：对，遥控器就可以了。到了点点头。

访：路上不行，有时候有些东西绊了它。

咨：其实你可以不管，你就想象它是悬空地飞就行了，悬空着走就行了，不要管那么多。

访：哦。

咨：就悬空走就行了。现在是到了 5 米。

访：行，过去了。

咨：过去了吧，10 米。遥控器一控就可以了。

访：嗯。

咨：好，很不错。5 米，来回做几次就轻松了。

访：那我给凳子也得跟上过去。

咨：不，凳子不动，就你还坐在原地，只是箱子动，只是箱子动，你不动。你坐定了就好，你现在做得很好。

访：嗯。过去了。

咨：好，15 米。

访：现在已经轻快了。

咨：对，轻快了。你坐定，用遥控器指挥就行。

访：嗯。

咨：20。

访：嗯，真快。

咨：真快。30。

访：也挺快。

答：挺快。你觉得有没有一个最适当的距离搁在那里行，还是觉得越远越好？是越远越好，还是搁在哪儿好？

访：我觉得不用太远得很大的。

答：不用太远很大，那50。

访：其实我想把它埋起来。

答：想把它埋起来。我们还是把它移到空里可能更好一些，我们可以把它慢慢移，咱们先移一下，现在是50到了吗？

访：嗯。

答：100。

访：100也能出去。

答：你觉得有没有一个最远距离，你看它只有一个点，那个距离有多远你觉得？

访：那得有30公里到40公里以外的，那个山的一个后面的一个山的一个非常漂亮的一个山后面。

答：哦，那我们现在先不管那个山啊，我们只管比如说，我们现在就把它放到30公里那儿，先不管有没有山，30公里你看到的是什么东西？那个箱子是什么样子？

访：就像一个小文具盒。

答：小文具盒。

访：嗯。

答：40公里。

访：像个火柴盒。

答：火柴盒。50公里。

访：50公里就像一个很小的一个小扣子那么大的。

答：小扣子。60。

访：60的时候就成了一个闪亮的点。

答：80。

访：80看不清了。

答：还有吗？看不清了。

访：找不着了。

咨：找不着了。90。

访：90 也看不着。

咨：看不清。看不清你觉得它还在吗？

访：我觉得它在。

咨：它在。100。

访：也看不清。

咨：还在。

访：嗯。

咨：500。

访：在。看不清。

咨：现在是 500。还是还在，但是看不清楚。1000 公里，1000 公里，你觉得还在吗？

访：我觉得我看不见它也在那个位置。

咨：看不见还是在。2000。

访：它还有一点点。

咨：还有一点点是吧？ 3000。

访：稍微有一点吧。

咨：5000。

访：在这里我感觉它就好像找不着了。

咨：找不着了是吧。好，再稍微远点试试，6000。

访：没有了。

咨：完全没有了，是吧？

访：嗯。

咨：待一会儿，记住这个没有的感觉，6000 公里远的地方。……你还希望它回来吗？

访：不希望。

咨：现在是哪种感觉呢？

访：感觉不到它了。

咨：感觉不到它了是吧？完全没有了。是很轻松？

访：嗯。

咨：现在如果你 10 分的话现在是几分？

访：应该是 4 分。

咨：应该是 4 分。好。记住这个 4 分的感觉，放松一下，可以慢慢地睁开眼睛。

访：（睁眼）

咨：好。

二、答疑

（一）象征物变化好几次是怎么回事？

问：这个案例的象征物经过了几次的变化，是进一步锚定靶症状的过程吗？

答：靶症状已经很清晰了，就是疼。但那个疼是怎么表达的？后面一座山，你根本没法移；刀背后有大石头，也没法移；你真让它动的时候，它最后自己就变成了一把刀，其他东西她都不提了。实际上这是锚定象征物的过程。

问：这个案例里靶症状和象征物是同步做的，并没有把它完全的分开。

答：由靶症状引导象征物，象征物对应靶症状，它们经常是互参的，互参的过程使二者更为清晰，反而有助于分清它们。

（二）来访者情绪波动怎么办？

问：来访者在咨询过程中有多次流泪哭泣。在移空咨询中如何处理来访者哭泣的情况，您有什么建议吗？

答：如果来访者进入了具象状态，都会有心身的反应，比如说身体的动作和哭泣之类的。基本上不用处理，递餐巾纸就行了。移空技术虽然也带入一些创伤，但它是象征物式的代入，不是真正的带入，一般不会失控，也不会崩溃。只要没到那程度，你只管接着往下做，只递餐巾纸。也不要让她不哭，她只要能哭着做就行。除非哭着做不下去，那再说，但是我没碰见过。

（三）咨询师没说话时是在留白吗？

问：这次移空过程有大量的留白，这个等待的节奏您能讲一讲是如何把握的吗？

答：你觉得有好几次留白吗？我还真没太注意。

问：特别多。

答：是吗？有多长时间？多少秒每次？

问：至少有 30 秒吧。她哭，然后您就等，什么都没做，所以我就把这个说成是留白。

答：也不是什么都没做，我在仔细观察着她的非语言表达。

问：我看录像时发现，她情绪有波动您就等一下。从三调放松开始哭，直到最后哭了好几次。

答：这有可能。有的时候来访者哽咽的时间很长，我就等着她，等到我觉得她能够表达了——就是别打断她情绪流动的节奏。其实我觉得这都是好现象。她只要能接着往下做，就不打断她，得等她。

问：您说在这个过程中其实是在观察她，并不是我说的那种留白。

答：对。等她不是不管她。你得看她什么样，然后才能决定什么时候再切进去。

问：那可能我们不是很熟练的咨询师，在这个时候就有一点不稳定了。

答：有时候真的稳定，有时候假的，（笑）就是我也不知道干什么，我得先看看，先瞧着。你也没有必要不安定。你不知道该怎么办，就先看着。不必先自乱阵脚，这是肯定的。

（四）承载物比较轻是正气不足吗？

问：来访者的承载物比较轻，象征物更重，是说明来访者的正气不足，解决问题的方法和能力不足够吗？

答：这个问题比较复杂。她这个盒子是不太重，但这盒子是她爸爸做的，而且在里边装了好多别的东西，可能单拿重量衡量就不行了。她这个创伤或许就和她爸有关，就从精分（精神分析）角度，可能有很多可以探索的问题，但是移空技术可以不管这些东西。

（五）怎么做到帮助却不代劳呢？

问：您给来访者提示，会既启发，又不做肯定的指导，给来访者自己想办法的余地和空间。这太难了，您是如何做到这一点的呢？

答：这不难啊。你明确一点，永远不要直接帮她做任何事儿。你只要明白这个就行。然后你就会不去直接给她什么东西。但是你可以帮助。有的来访者甚至说："老师我就让你帮助我，行不行？"我说："行。你让我帮你什么？"这句话可能问出来需要做的具体事情，有了具体事情，就可以还回去让来访自己做。比如说让帮忙推一下，可以回应说用电动遥控推力更大，然后递上个遥控器。总之，一定让来访者自己努力，自己干预这事儿。

（六）这个案例靶症状是不是不单纯？

问：这个案例最后移动到6000公里的地方才进入心理空境，非常远的一个距离。是否说明靶症状不是单纯的负性感受，有可能包含了生活事件或关系？

答：是很远了，但是比起太空也不远，比银河系近多了，比月亮近多了，比移到地球另一面也近多了，这也不算太远。距离和每个人的生活阅历以及见识有关系，比如有人就没出过村子，你说他哪知道有多远？

靶症状的问题不好说。她这个肯定包含着某些东西。你比如说那个盒子是她父亲打的，里边又装了玫瑰，又系上，又搁了纸片儿，这里头肯定有好多别的东西。但是靶症状肯定在里边。也可能她要把她和她父亲的某种东西一块儿移走，这是非常有可能的，但这只是猜想。

（七）初始移动允许来访者推着走吗？

问：您允许来访者在初始移动时用推的方式进行，移动到5米之后才停止推着向前进。

答：如果你完全禁止她，她弄不走啊。为什么开始可以让她推？等于给它一个惯性，然后让它自己就走了。通常是越远越轻，你给它个动力就行。反正最后让它自己走，不能让她跟着走，原则是这样的。开始要推一把，让她推，没有什么绝对不行的。但是一定要让来访者操作这东西才行，咨询师操作就变成催眠了，来访者操作才是移空。然后让它在空中走。如果人家问为什么在空中走？你可以跟她说，空中走没有阻力啊，你要在路上有阻力。反正用各种话让东西自己走。

（八）这个案例换个方向还能做好吗？

问：这个案例挺惊心动魄的，如果一个问题没问对，或者一个方向不是按您那样做的，可能那个结果和整个的过程就会完全不一样。

答：你做，一定也能做成。换个问题也许是柳暗花明又一村，也不要以为换个问题就不行了。条条大路通罗马，这个思路是怎么用都行的，不是说只有这一条路。只不过我是在我那个情景里面，我就跟着她走。就是兵来将挡，水来土掩就行了，不用想太多。分析的时候，可能分析的比那个实际想象的多。比如说看精分（精神分析）的案例，也是那样的，你觉得想的严密，其实也未见得。总的来说顺势而为，你就顺着走就行，别逆着走。

这有一个移空思路的问题，你把移空思路基本把握住，你就知道了。有几个原则：第一，永远是来访者做；第二，你只是做一个适当的提示和引导。另外，顺着她走。顺着她的那种愿望走，别逆着走，逆着走你就带不动了。但是怎么顺着，每人风格可能不一样。每个人可以有每个人的路，象征物出来了，只要移，肯定行。最后结果可能分降了有多少的差别，顶多有这个差别。

案例 **2**：胸口憋·石板（刘天君）

一、逐字稿

来访者女性，45～50岁，精神科医生，情绪问题。

以下是根据录音整理的逐字稿。

答：那我们现在来做个三调放松，你可以坐椅子前1/3，把两手放在膝盖上，随便一放，坐定以后呢，先不要板着，你先晃一晃，找到自己觉得最舒服的姿势，再定下来。觉得安定以后，轻轻地闭上双眼。做缓慢的深呼吸，注意力放在呼气上，不管吸气，把肩垂下来。对，肩垂下来，然后慢慢地做深呼吸，注意力放在呼气上。如果你不习惯呼气的话，你就可以数呼气，比如数1、2、3、4、5，但是只数到5就行了，然后再5、4、3、2、1。这样数，不要数太大，就数呼气的次数，这样你就可以把注意力放到呼气上。对，很好。呼吸调匀了之后呢，你再顺着呼气的势把脑海放空，就等于把脑海中所有的念头呼出去，哎，很好，你静下心来慢慢做，等到你觉得身心都放松，脑海比较空了，觉得比较清爽的时候，你就可以慢慢地睁开眼睛，现在你慢慢做（18秒）。好，你现在就可以比较随意地坐着了。那我想问问您，就是您是想解决什么问题？

访：情绪。

咨：是什么情绪呢？

访：就昨天发生的事。我出门诊，就是病人住不了院，家属非常有情绪，就开始暴发。

咨：就开始暴发，是……没动手？

访：没动手。

咨：动嘴，说得很难听，很激烈。

访：是，特别激烈。

咨：当时您是接诊的医生吗？

访：是，病房收不了，但家属非得要住院，就认为是医生不收。

咨：认为是你的从中作梗，你不收他？

访：对。

咨：那争执时间发生的很长吗？

访：嗯……想想……三个多小时。

咨：那确实挺激烈的。

访：他不是一直在那儿，一会儿出去，一会儿就各种联系，一会儿回来。

咨：但是说你现在想起这事儿，还是心里很不愉快，很不舒服。

访：对，就已经试着做过一些处理，但还是不行。

答：那你现在哪不舒服？

访：胸口。

答：嗯，胸口不舒服，这个胸口不舒服是一种什么样的不舒服，是压的还是堵，是什么样一种感觉？

访：憋的。

答：憋得慌，憋的，怎么个憋法儿？比如说你先形容一下，比如说那憋有好几种，你比如说我有一次类似于这种，跟您情况一样，他说这个憋得慌，就像一个枕头堵上了，然后就憋得慌。

访：就好像有石板，有一个东西压在胸口上。

答：压在胸口上。

访：嗯，就是一个平的东西。

答：一个平的东西。

访：压过来的东西。

答：压过来的东西。是……石头吗？还是现在不确切是石头。

访：不确切，特别硬。

答：特别硬，那这个东西的面积有多大？

访：这么大，在心理上这么大，特别大（用手划了一圈，往外扩）。

答：这么大，特别大。形状是规则还是不规则？

访：方的。

答：是正方的还是边缘不清的？

访：边缘清晰。

答：边缘清晰的正方形。

访：大体是正方形，也有点长方形。

答：那要是有点长方形的话，你觉得长宽大概是多少乘多少？

访：长……长……（用手比画）

答：1米？不到1米？

访：不到1米，高是半米，厚……（用手示意）。

答：高是半米，五六公分厚？

访：10 公分厚。

咨：嗯，10 公分厚，长是 80 厘米，宽是 50 厘米，10 公分厚是吧？它是很平整的，还是高低不平的？

访：平整的。

咨：你觉得它什么颜色？

访：什么颜色……？灰白的。

咨：灰白的。有点儿吗？有黑点儿吗？

访：没有。

咨：就是一个灰白的颜色，两边都是，整个都是一样灰白的。

访：（点头）

咨：你觉得这块东西有多重？

访：有 1 吨。

咨：有 1 吨重，那就是 1000 公斤的样子差不多，压在这，那是挺压的哈。那你觉得它是一块石头还是一块钢铁，还是？

访：石头。

咨：石头，肯定是石头。汉白玉那种石头，还是花岗岩那种石头，还是……普通的石头？

访：普通的。

咨：普通的石头。是带层的那种石头吗？还是也不是？

访：不是。

咨：那是像一块浇筑的水泥吗？还是就是一块石头？

访：里面的那个比较均匀的。

咨：比较均匀的。你摸上去这块石头温度感，是凉还是热的？

访：凉的。

咨：冰凉的还是？

访：冰凉的。

咨：哦，一块冰凉的石头。你闻一下还有气味儿吗？

访：没有。

咨：没有气味。那就是说你现在是一块儿冰凉的石头，这个很有特色，很冰凉。然后呢，长大概是 80，宽大概是 50，厚大概是 10 公分，重大概有 1000 公斤左右。

访：那个重，现在好像有点变化。

咨：嗯，可以呀。

访：我只是觉得好重，但是 1000 公斤到底有多重我也不知道，总之就是很重，你说到底有多重……

咨：大约就行。

访：我再感觉一下。

咨：嗯，再感觉一下。

访：到底有多重……好像能抬得动。

咨：嗯，能抬得动。

访：那是多重呢？

咨：两三百公斤。

访：两三百公斤我也抬不动。好像没有两三百公斤。

咨：100 公斤，100 公斤能抬得动。100 公斤两袋儿面。一袋儿面……

访：那就一袋面吧。

咨：一袋面就是 50 公斤。

访：100 斤。

咨：100 斤，那这个就比较准确。

访：嗯。

咨：差不多就是 50 公斤 100 斤这个重量，压在这个地方。那你觉得这个石头如果能搬开的话，放在什么地方合适？

访：放在车里。

咨：放在车里，放在一个什么样的车里？

访：放在什么样的车里……？卡车啊。

咨：卡车，卡车是那种解放牌的卡车？还是现代那种？

访：嗯，行，行。

咨：就解放牌卡车，绿的？

访：绿的。

答：是一个很大的卡车，还是中的或者小的卡车？

访：很大的，新的。

答：新的卡车，轮胎都是很新的，看得很清楚。

访：嗯。

答：解放牌卡车，玻璃擦得亮吗？

访：都是新的，那个车轮儿，比较亮，那个轴。

答：就是那轮毂很亮。是不锈钢那种亮还是？

访：就是不锈钢。

答：嗯，不锈钢那种亮。它那个车你要放一定是放在那个后边儿那个车斗里边儿是不是？

访：嗯。

答：那个能够打开吗，那个车斗？

访：能。

答：嗯，能打开。

访：好像不用打开，它那个车那么大一下就……一下能放上去，不用打开能放上去。

答：哦，那这辆车你觉得有多重？

访：车很重吧，一般的车有多重，我不太清楚。

答：大概有两三吨吧。

访：就是比一般的车还要重，卡车应该很重，但是多重，不知道多重，很重很重。

答：一般有两三吨，反正不是悍马，不是悍马这种车，就是那个解放牌的汽车。

访：嗯，卡车啊。

答：嗯，大卡车，玻璃擦得很亮。那个车牌儿你看得清楚吗？车牌的号能看得清吗？

访：看得清，写的解放两个字，看不清车牌儿。

答：嗯，看不清车牌。车牌儿是蓝色的还是黄色的，有颜色吗？

访：没有车牌。

答：嗯，没有车牌，那整个的车是墨绿色的还是草绿色？

访：就是邮政邮局那个绿色。

答：嗯，邮局那个绿色。车上有司机吗？

访：（3秒）好像没有。

答：好像没有司机，那你也可以，你将来可以操作的，你不是可以用一个遥控什么之类的。

访：遥控吧。

答：嗯，拿个遥控吧。那现在你这两个东西就比较清楚，一个是一块大的石板，还有一个呢是一辆解放牌的汽车，而且解放牌汽车很重。你闻着那解放牌汽车有油漆味儿吗？没有，还是有？

访：没有，有那个轮胎味儿。

答：有轮胎味儿，那个摸上去那个车很光滑？

访：嗯。

答：嗯，光滑，这是辆新车，新车还没有车牌。那好，那现在我就请你把这个大石板和这个卡车画到这个白板上。然后你画完以后写一下那个影响度分数写在边上就行。

访：影响度8吧。

答：诶，8，你在这边儿呢画个石板，那边画个卡车就行。

访：（画象征物承载物中……）卡车，卡车，卡车怎么画呢？

答：没事儿。就是示意就可以。

答：卡车，卡车。

答：就这还真是载重汽车，还不止四个轮子还，真是载重车。

访：我不太会画车。

答：没事儿。挺好挺好。那是个车斗儿哈？

访：啊，这儿有个玻璃，那个门在哪儿呢？

答：门应该和那个玻璃是连着的。

访：这样的？

答：对，这个是前面儿是吧？

访：这样子，就还有一个这个东西吧，这个门儿该咋画呢？

咨：门儿应该是和玻璃在一块儿的，一块打开的。

访：这样的，这样的。对它们好像得挨着吧，怎么能挨着呢？

咨：没事儿，没事儿，你就画就行，对对，就一个示意吧。好好好，就这样。就是您那个象征物和承载物都是很明确的，而且很清晰。现在身上觉得放松点儿了？还是还很紧张？

访：就和刚刚的差不多。

咨：嗯，和刚差不多。那我们现在再来做一次三调放松，好吧。坐舒服，坐舒服之后呢，你要完全松下来，要松下来，松下来。然后呢，轻轻地闭上眼睛，手放在膝盖上，然后做缓慢的深呼吸。把注意力放在呼气上。等呼气比较匀畅的时候，再把脑海放空，随着呼气把头脑中的念头、不愉快的情绪就顺着呼气释放出去。你可以稍微多做几分钟，然后呢，等你觉得身上比较松了，身心都放松的时候，你就可以慢慢地睁开眼睛（20 秒）。现在很好，放松下来，头脑放空，慢慢地睁开眼睛，放松下来，头脑放空（20 秒）。现在比较松了吗？

访：还行吧。

咨：还行吧，慢慢做不着急哈，你现在就是说。我们现在再想一下那块石头。放到胸上的那块石头。就是说，那么你觉得这个石头，如果把它，看一看，你觉得这个石头是很干净的，还是有很多脏东西在上面？

访：好像比较干净。

咨：好像比较干净，那你能不能把它打扫一下？比如说用什么东西把它扫一下，有什么颠来倒去看一下这块石头，上下左右都打扫一下。

访：它的那个部位好像就粘在我的身体上。

咨：粘在身上。

访：对，就是。我看不到，有一些地方我看不到。

咨：嗯，有些地方看不到，你觉得粘得很紧吗？

访：嗯。

咨：你觉得你可以想办法把这个剥离开吗？就把石头让它离开你的身体，你觉得什么办法可以剥离开？粘的你觉得中间是胶粘的还是其他什么东西粘的？

访：嗯……分辨不清，只是很紧。

咨：嗯，很紧是吧。这地方很紧。你觉得可以不可以中间喷点什么东西，或者做点儿什么分离的措施让它不粘在你的胸口上。有什么办法可以做到这个？

访：我希望，但是不知道该用什么办法。

咨：比如说有几种办法，有一种办法，我就拿把锤子打碎，打碎它就不粘上了，就可以下来，这是一种办法。还一种办法，比如说我做一个分离，比如说里边儿就把它撬，撬开一点儿，然后撬一点儿再往里再弄点儿什么润滑剂或者别的什么东西，慢慢、慢慢把它分开，这可能也是一种办法。还有一种办法呢，你可能有什么神奇的魔法，吹口气儿它就下来了比如说。你觉得用一种什么方式能够把它分离开？

访：哦……好像第二种、第三种都可以。

咨：第二种第三种都可以。

访：但是我不确定用哪一种。

咨：那你可以试啊，你先试第二种再试第三种也可以，你先试一下，看能不能分离开。你试一下看。

访：好。（一会儿）嗯……（20秒）

咨：好，你是怎么做的？

访：这两种都用了，但分离开就落在我的……它就掉下来了。

咨：掉下来了。

访：掉到这儿了（腿上）。

咨：掉到这儿了，胸口还有东西粘着吗？还是完全分离开了？

访：好像还有点儿东西。

咨：还有什么东西可以需要，你把它怎么清洁一下，你怎么把这个剩下的那种、余下的那些污渍也好或者有些石头渣啊，怎么把它都扫下来。

访：（16秒）嗯。

咨：用什么东西扫？

访：用第三种办法。

咨：第三种办法，现在胸口已经很干净。这个地方已经没有什么东西了是吧？

访：（抖抖肩）

咨：对，你可以体验体验。如果还有，你可以再把它打扫一下，要把这些都完全分离开。看看怎么做最舒服，你就怎么做。嗯，这样挺好。

访：它现在在这个位置（用手在胸前比画）。

咨：在这个位置，已经和胸口分离了。

访：但是它落在腿上，在这个位置。

咨：落在腿上，但是和胸口已经不粘了。

访：嗯。

咨：但是腿上有压力。

访：嗯。

咨：腿上有压力，就是说你现在先把它打扫一下，然后我们再把它放到车里。现在先在腿上放着。

访：我好像需要一个人帮助我把这个东西抬到那个车上，它真的很重，一个人好像有点儿抬不动。

咨：那你觉得谁能帮你？你想找谁帮？

访：在想象中吗？

咨：可以啊，你想谁都可以。

访：我想刘老师。

咨：行，我可以帮你搬。那咱们俩可以在，咱们是不是可以一块儿把这个石头搬到车上，那咱们试试。我在这帮你，你喊号儿，我来帮你搬，怎么放车上？（10秒）

访：（点头）嗯。

咨：上去了吗？

访：嗯。

咨：上去了，上去了，腿是不压的哈？那个车你看看是需要加点儿油还是怎么打扫一下吗？

访：好像不需要，只是搬的时候把那个车砸了一个坑。

咨：砸了一个坑，这坑你觉得是在哪儿砸了一个坑，是在壁上还是在那个车厢板儿里边儿，在哪儿砸了一个坑？

访：就那个车斗的地方。

咨：在车斗那砸了个坑，你觉得需要把它修复一下吗？

访：嗯，拿个锤子弄平了。

咨：嗯，那就把它弄平了。掉漆了吗？

访：没有。

咨：没掉漆，你把它整理一下，整理平了。然后这车我们一会儿要移动，那现在这个车上放着一块孤零零的石头，你觉得需要把它固定一下吗？

访：嗯，就放一个，放一个毡子，铺在里面，别让它咣当。

咨：是个什么样的毡子呢？

访：乳白色的。

咨：乳白色的，挺干净的是吧？

访：嗯。

咨：有多厚啊？有 1 寸厚？挺大的一块毡子。

访：嗯，就铺在那个车厢里。

咨：铺在车厢里边儿，那你把它铺好就行了，和车厢一边大是吧？

访：嗯。

咨：那还需要其他的固定措施吗？比如说弄个绳子绑一下还是？

访：不需要了。

咨：嗯，那你把那个车厢板都合上对吧，把周围那个……没翻斗，刚才没翻就这么放进去了是吧？

咨：好像翻了一下。现在就把它翻上去。放好了是吧？

访：嗯。

咨：那现在就是你眼前是一辆已经装好了那块石头的解放牌汽车，挺新的一辆车，然后刚才砸了坑也给弄平了，现在又是一辆很新的车。

那你觉得现在你能够用这个遥控器操纵它往前走吗？你准备个遥控器，操作它一下。

访：它是这么走。它那个头是在这儿（比画——车头在左边）。

咨：那你要给它调个车头，放到你的眼前，放到你的正前方。试试。对，可以。你会开车吗？

访：会，但是不敢开。

咨：嗯，不敢开，还是用遥控器比较安全，你就在底下就行，它是个比较先进的一个带遥控的解放牌的汽车。它现在在你的面前吗？

访：嗯。

咨：其实你也不用看它轱辘转不转，它只要往前走就行。

访：我看它转过来了，那个头是在这个方向（比画——正前方）。

咨：那现在往前开。现在是在眼前，你把它开到离眼前 10 米的地方，你试一下。

访：但是，我在想象中需要把刘老师躲开，怕把你压……

咨：怕压着我是吧？

访：怕碰着你，你好像需要到这个方向。（手势往左）

咨：那我躲开点，我给你让个地，你让它直接走，我这么坐着，它压不着我，这样可以吗？

访：我不知道，我想象中你已经离开了。

咨：那就好。

访：你不在，那个车不会伤到你了。

咨：不在那个范围，伤不到我。那你把它开到 10 米的地方，然后到了告诉我，点点头。

咨：20。

访：嗯。

咨：50。

访：嗯。

咨：退回到 10，有变化吗？

访：嗯。

答：有什么变化。

访：就是它退回到10米了呀。

答：退回到10，这个大小有变化吗？

访：没变化。

答：50。

访：嗯。

答：100。

访：嗯。

答：200，有什么变化吗？小了？

访：嗯，稍微小点。

答：稍微小点，颜色有变化吗？

访：没有。

答：其他都没有，就是小了点是吧？

访：嗯。

答：500。

访：小一半。

答：小一半，300，退回到300。

访：嗯。

答：然后，800。

访：（点头）

答：又小了。

访：嗯。

答：你觉得有没有一个距离就开那停了，还是就一直往前开最好。

访：一直开。

答：好，一直开，1000，1公里了。

访：嗯。

答：2000。再开远一点。（15秒）没开到？还是看不见？

访：没开到。

答：没开到，慢慢开，不着急。

访：（9 秒）嗯。

咨：很小了？

访：（用手示意，大拇指和食指形成个圈的大小）

咨：这么大，还是绿颜色？

访：有点模糊了。

咨：有点模糊，有点模糊了。1500，往回一点。现在清楚了吗？

访：嗯。

咨：是一个小的绿的，还是一辆车，对吧？那你觉得这辆车开多远就会变成一个小绿点儿，再往远就看不见了，这得多长？

访：100 公里。

咨：100 公里啊，那我们先慢慢来啊，现在我们只是 100 里其实。现在，10 公里。

访：（10 秒）嗯。

咨：还看得见吗？

访：能。

咨：能看见，好，50 公里。

访：回来了？

咨：不是，刚是 10 公里，现在是 50 公里。

访：再往前？

咨：再往前，就离 100 公里理论还有一半儿，现在是 50 公里。

访：（10 秒，头明显有上昂）嗯。

咨：80。

访：嗯。

咨：100。是个小绿点吗？

访：嗯。

咨：好，现在是 100 公里，110 公里，什么样？

访：（19 秒）好像很难。

咨：很难。很难是看不清楚，还是开不到？

访：（13 秒）哦，又……

答：慢慢体验一下，慢慢看一下，没关系，不急。

访：（12秒）看不到。

答：看不到，嗯，回到100公里。一个小黑点儿？

访：嗯。

答：200。看得到吗？

访：再往前走200公里？

答：嗯，从100走到200，看不到了？

访：看不到了。

答：看不到，你觉得它还在吗？

访：在。

答：还在哈，500，500公里。

访：（33秒，头昂得更高了点）嗯，那个感觉好像它去500了，可是我不知道它在哪儿。

答：它是去500了但还在，这东西还有，只是看不见是吧。

访：不知道在哪。

答：嗯，不知道在哪，也没有方向，也不知道在哪，但是感觉是还有是吧。

访：嗯。

答：再往远，不管去哪，1000，现在是1000公里。

访：（8秒）

答：这完全消失了，还是还有？

访：它就是看不见了，可是我感觉它还在。

答：那我们再远点儿，现在是1000公里，2000。

访：（28秒）嗯，我，我只感觉到那个2000的辽阔，但是不知道那个东西在哪儿，就是……那个辽阔在。

答：嗯，那个辽阔在，但这里边儿并没有那个东西。

访：对，可是能感觉到它在。

答：还是感觉到它有，它会包在你的四周吗？

访：不是，它不知道在哪儿，好像就在这个茫茫的远方。

答：我们再远一点儿试试，现在是2000嘛，10000，10000公里，还在吗？就辽阔到10000还在吗？

访：（8秒）嗯，它不在，就是这个东西不在，可是我那个感觉在。就是，哎呀。不知道说清楚了没有，就是1万的时候，更广，更宽，特别特别辽阔、深远，啊……就像在宇宙中。哎，特别深。

答：特别深，但就是还是有一个感觉在是不是？你可以让这个感觉慢慢地散开，慢慢地散开，融化开，分布在这个非常广阔的宇宙里边儿，你试一下。

访：好像就是这样的。

答：你让它散开。

访：它已经散开了。不知道它在哪儿，好像就已经弥散在这个辽阔的深远的那个尽头了。

答：那我们再辽阔一点儿，它是不是会越来越稀薄？

访：嗯。

答：现在2万，再让它稀薄（7秒），然后我们会让它稀薄的几乎感受不到（14秒）。好，非常非常稀薄。2万。你再试试，3万（34秒）。

访：嗯。

答：还有吗？

访：我刚才好像只顾上去感受3万的空间，3万里好像有朦胧的光。

答：有朦胧的光，你再试一下，你在这里边儿再稍微待一会儿，然后你把那个所有的感受让它消失在这个3万里边儿，或者消失在这个光里面，你试一下。

访：什么？什么感受？

答：就你那些，比如说你觉得它在的感受，让它消融在3万或者消融在光里都可以，试试看。（49秒，头仰得更高）现在什么感觉？

访：还在那个光里，就刚才有那么一个瞬间，有点儿想流泪。

答：流泪也没关系，

访：但是，好像又……又克制了。

答：其实你不用克制，没关系。那你现在还有什么不适的感受，没有了还是还有一点儿?

访：此刻吗?

咨：此刻。

访：基本没有了。

咨：那你就在这个没有这个负性感受的境界里稍微待一会儿,你就舒服地待一会,如果你想流泪也可以流,如果你觉得这样舒服待着就待会儿,记住这个感受。

访：(11秒)嗯。

咨：舒服吗?

访：嗯。

咨：你还希望它回来吗?

访：不希望。

咨：好,那我现在问问你,现在的影响度是几?

访：1。

咨：1,刚开始8,现在是1。好。那你觉得你待的比较舒服的时候,记住这个感觉的时候,你就可以慢慢地睁开眼睛。

访：(5秒)好像想待很久很久。

咨：想待多长时间。

访：(笑,6秒)

咨：想待一个月还是一年,还是一星期还是?

访：一年(笑)。

咨：那我还是数数吧。

访：好。

咨：一年咱们打算数十个数一年就过来了,慢慢来啊。十,九,八,七,六,五,四,三,二,一。好,你可以慢慢等。

访：(笑)谢谢,谢谢老师

咨：好,解决问题。你可以跟大家说说你的感受,如果你愿意的话。

访：就是在这个过程中的时候,一开始我能感受到大家的存在。但是后来的时候，就跟着刘老师走了，可是在整个过程中，我也体会到了那个空的那个感觉，但是不停地有念头进来，我在初始移动，我在可见移动，我在超距移动，我在空境，就是不停地有那个出来。

咨：就是不停地有理性的东西出来。

访：对，我不想要它，可它就要冒出来。

咨：就这个吧，就是说尤其是这个就是，就那种理性的痕迹特别重，没关系，你就慢慢带它，但是你要特别注意看她的表情，其实我很注意她的表情，她刚出那象征物、承载物的时候，她是很清楚，但是她仍然很紧张，那时候并没有放松下来，所以在做三调放松慢慢放松下来，然后你的语速和你的态度都非常重要，得让她感觉到安定的东西才行，然后慢慢把她带进去。然后最后你看她那个初始移动、可见移动和超级移动，她的头是非常明显的，从这儿到这儿，到这儿到抬起来，特别明显，然后到空境的时候，她脸上开始出现了笑容。你就知道没有什么问题，一定是行的。而且这个疗效也是可以保持，然后你如果再有什么不舒服你就回忆这种感觉，从三调放松进去就行，它可以解决你当下的情绪。

访：好的，好的，谢谢老师。

二、访谈

（一）怎么让来访者更快地进入放松状态？

问：三调放松可以说是移空技术的起点，但在实际操作中，来访者似乎很难跟着咨询师的指令真正放松下来。有没有什么技巧能让来访者更快地进入放松状态？

答：移空技术的三调放松之所以和催眠不同，关键就是让他自己做。开始时的姿势比较容易指正，比如肩膀不放松，或眉头不放松，这两处是可以说的，然后可以晃悠两下，让身体松下来。做呼吸放松时，咨询师说完后就等着，看他呼吸确实比较顺溜了，再跟他说第三步把脑海放空。放松以后，给他几个肯定的词，像"不错""好"就行了，让他自己做。然后跟他说"你觉得身体放松了，头脑大体上变得清爽了，就可以睁开眼睛"。

其实开始不要做得太深，也不要让他进入催眠态，这个是很重要的。初始访谈的时候，头一次基本做到这样就行了。如果做深了，我觉得反而会不利。除非那种人，就像我说的，他40分钟一直做，那就不做以后步骤的也行了。

大家可能对三调放松掌握到什么尺度不容易把握，其实也可以看来访者的表情，如果他表情都松弛了，肩也不耸了，都塌下来了，基本就行了。还有一个就是别让他低头，低头容易陷入昏沉。可以跟他说把头抬一点，在正前方端坐就行。达到一个大体的放松就行，做到比来的时候放松安静就行了，不要要求太高。

问：做的过程中，比较多来访者反应很难去关注自己的呼气，意念也很难排出去。

答：如果不能够关注呼气，告诉他方法：可以数呼气，只数呼气，不管吸气，但只数个位数，一般来说还行。如果意念排不出去，就让他把头抬一点，低头更不好排。

（二）不断变化的象征物怎么理解？

问：这个案例的靶症状其实很清晰，象征物出来的也挺快。但在实际操作过程中，来访者的问题很复杂，如何去判断象征物是否找得准确，以及如何理解不断变化的象征物？

答：先说后一个问题。如果是不断变化的象征物，就说明象征物还没找准，如果真找准，它不变。当然也有各种情况，如果他有一个主要的靶症状，象征物就不变；如果他本身就是一堆碎症状，象征物就有可能来回变，就还要再跟他聊聊，聊出那个主要的靶症状，这很重要。这个来访者本身是一位精神科主任，她明白自个儿的事，一下就很清晰，所以象征物就比较容易出来。

如果不太清晰的话，靶症状和象征物是可以互参的。从移空技术角度来说，如果来访者有多个靶症状，先逮象征物很清晰、很自然的那个。即使它不是主要的靶症状，也可以先做，就是说先做容易成功的那个。比如我在"心花计划"项目为抑郁症来访者做移空咨询，他有时候跟你说好几个靶症状，像无力感、失眠、头昏，但也确定不了哪个最重，也确定不了当下哪个影响最大。那就看这三个里边，哪个最容易出象征物。也许无力感比较重，但是他出不来象征物；头晕的象征物就出了个紧箍咒。那头晕和无力感你做哪个？你先做头晕。即使头晕不是最主要的症状，但从技术角度，这样做是最合理的。等把头晕做完了，无力感可能也会减轻。在找靶症状时不要太纠结和死板，两者得学会互参。有象征物才能做，光有靶症状做不了，也就是说，先做能做的。

（三）与身体粘连的象征物怎么分离？

问：在这个案例中，象征物粘在身上，分离还是费了点劲的。如果象征物与身体粘连严重，来访者很难通过自己的力量分离开，并在分离过程中会给身体造成损害，这种情况要注意什么？

答：分离都是可以做的。象征物如果在身体外边或与体表粘在一起的，这个相对容易一些。体内的话就有好几种，从体内分离有点不太好把握的地方在于，有的来访者你只跟他说你拿出来就行了，他也不说过程，直接就拿出来了。这种情况下，你可以不问他分离过程，只要他做出来就行。具体怎么拿的，他不知道，你也不知道，这也没关系。但这样有一个危险，就是他可能拿得不彻底；或者说假装拿出来，实际没拿出来。还有一种来访者特别较真儿，非要拿得很清晰，那就只能做手术。你可以帮他出主意，但你不能帮他做这个手术。

举个例子，食道里有块石头，你就直接跟他说，你把它拿出来放在一个盒子里，他说好，我现在已经拿出来了。那这个时候你有两种选择，一种选择是不问他怎么拿出来的，另一种选择是问他怎么拿出来的。那怎么问？像这种情况，我通常会简单地问一句，怎么拿出来的？他说我用手掏出来的，还比画一下。如果他有这个肢体动作，我可能不再细问，就接着往下做就完了，然后看他拿出来的是不是整体的。如果他说不清楚怎么拿出来的，你让他想怎么拿出来的，他想不动。所以就得因人而异，有的是要问得细，有的是问不细。有的人就说我死活拿不出来，那就得帮他想办法了。你跟他说做个手术行不行？或者用个机器行不行？或者你想一个任何神奇的办法，你能想到的只要能拿到就行。

让他自己想，让他自己选择。如果和血肉融合在一起，就让他耐心慢慢剥离，再给他处理伤口。

问：如果来访者说就是拿不出来怎么办？这个时候应该怎么去问？

答：那我就说，那你把那食管拉开行不行？你就具体问他一步。比如他说不行，那么是哪儿不行？拉不动是刀不够快还是食管太硬？你就管具体的问。如果他说刀不快，就问他哪把刀不快，换把什么刀可以？就慢慢问进去了。不要被他那个问题挡住，你把这问题给细化，是竖着拉不开还是横着拉不开？如果他说不行，就问哪不行，为什么不行？这都是问他当下哪不行，咱们不问病史和原因，不从时间角度问，从空间角度问，就问具体的细节，诱导他进行细节性探索。一点点往下问，最后落到具体的物体上，把状况问清楚，这就算行了。还有这样的情况，装起来才能拿得出来，不装他拿不出来，那就先装箱后拿出来。所以有些步骤可以颠倒，咨询中各种情况都可能发生，就别卡死在一地儿就行。

（四）空境里还有别的东西怎么办？

问：有的移动最后进入的是带有情景的空间，比如草原、碧海蓝天、太空中，在这里也是很舒服的。像这个案例，移到后面会看到光，或很缥缈的那种东西。出现这种情景后貌似很难再进入到空境，是否要继续移动？或者出现情景后应怎么处理呢？

答：这有几种方式。一种方式是你先问他一下分，看分下来没下来。如果是显效，也可以结束在这里。如果想再彻底，你就再接着往远移。你要跟他说：不要有情景，只看见移动的东西。有人可能做得了，有人可能做不到。但再移到哪儿就没情景了呢？移到外太空情景就没了。情景都是地球上的，如果移到太阳系或者银河系，情景就没有了。他会有星系，但是那个时候星变得非常稀，就会越来越少。移到外太空是一个办法。但如果这些都困难的话，你就还是直接问他分下来没下来，不再往远移也可以。要解决的是症状，分下来就行了。

当然能到空更好，如果到不了空，至少头两次可以这么做。以后再慢慢跟他说，在空中移动，只是要看装载了象征物的承载物，不要看其他东西。有人能做到，有人做不到。而且有的人做了以后，他眼前一片黑，啥都看不见，也有的人是眼前一片亮光，这都不要去加强它，只让他不看周围就完了。眼前只有这东西，其他都不看，也可以预先跟他说一下。

还有个方式是移到地球的另一边，再往远移的时候就没有了，那时候进入一种所谓宇宙的空境也行。但理论上这个空还是眼界的空，是心理视野中的空，不是真正修炼的空。这个空消除症状够，修炼就不够。真正的空是返观，是没有视野的。

第五章 简述式案例报告

本章收集了 40 则简述式案例报告，旨在开阔视野，展现移空技术临床应用的广泛性和丰富性。简述式案例报告是对个案咨询的简要记录，篇幅简短，一般在 200 字以内；只要求给出来访者概况，靶症状、象征物、承载物的名称，移空与空境状态，以及影响度下降分值。此式案例报告虽然简短，但已包含移空技术临床干预的基本信息，可供复盘使用，也可作为科研资料。咨询师因各种情况来不及撰写更为详尽的案例报告时，例如热线电话、朋友、家人采用临时非正式咨询等，可写简述式案例报告备案。

本章按照愤怒、恐惧、疼痛、胸部不适 4 个专题编排，每个专题从移空技术案例库中选取 10 个案例，有些案例还附了多次随访结果，方便读者解移空咨询的后续疗效。

由于每个专题中所有案例的靶症状总体一样或相似，本章的各案例标题对靶症状的表述更为细致，即对其做了进一步限定，这有助于读者进一步了解靶症状与象征物的关系。如愤怒专题的案例 2，来访者的愤怒因受激惹引起，其案例标题的靶症状表述为"激惹型愤怒"；又如恐惧专题的案例 7，来访者的恐惧与死亡有关，其案例标题的靶症状就表述为"死亡恐惧"，等等。阅读时将此细致一步的靶症状表述与其象征物互参，读者或会有新的感受。

愤怒专题

案例 *1*：怒火·炸药包（陈敏）

来访者女性，38 岁，会计。主诉无法抑制愤怒情绪，经常对孩子大发雷霆。

靶症状为怒火。象征物是三角形炸药包。承载物为双层铁皮箱子。

初始移动顺利。无最佳距离，500 米处为最远距离。超距移动至感觉不在、心里也没有的空境。空境体验 3 分钟以上。

靶症状影响度前测 8 分，后测 0 分；1 周随访 0 分。

案例 *2*：激惹型愤怒·跳跃的火星（陈益）

来访者女性，近 40 岁，职场精英。主诉常被孩子和母亲激惹、情绪失控，家里乱作一团，希望自己能平和。

靶症状是愤怒。象征物是蘑菇云状跳跃的火星。承载物为带木塞的玻璃试管。

初始移动顺利。20 米处为最远距离。50 米处到达看不见也感觉不在的空境。空境体验 1 ～ 3 分钟。

靶症状影响度前测 10 分，后测 0 分；1 周随访 0 分。

案例 *3*：躁怒·胶皮气囊（付革）

来访者中年男性，文化程度较高，遇到不可控事件会烦躁，身体会有压气的感觉。

靶症状是躁怒。象征物是胶皮气囊。承载物是透明玻璃罩盒。

初始移动顺利。300 米处为最远距离。超距移动至看不到、也感觉不到的空境。空境体验 1 ～ 3 分钟。

靶症状影响度前测 9 分，后测 5 分。

案例 4：生气·秤砣（来萍）

来访者女性，四十多岁，公司职员，处理不好与母亲的关系，一接触就生气，胸口堵得慌。

靶症状是生气。象征物是秤砣。承载物是竹筐。

初始移动顺利。100 米处为最远距离。超距移动至感觉不在、心里也没有的空境。空境体验 4 分钟。

靶症状影响度前测 8 分，后测 3 分；1 周随访 3 分。

案例 5：指向性愤怒·呲水枪（任凡利）

来访者女性，五十多岁，现从事心理咨询工作。有指向姐姐的愤怒。

靶症状是愤怒。象征物是呲水枪。承载物是小卡车。

初始移动顺利。超距移动至感觉不在、心里也没有的空境。空境体验 2 分钟。

靶症状影响度前测 7 分，后测 0 分；1 周随访 1.5 分。

案例 6：爆发性愤怒·一团气（王烜）

来访者女性，三十多岁，一线医生。新冠疫情期间，情绪和躯体受到不同程度的影响。近两个月特别容易发火，一方面是对孩子，另一方面是对病人，但因职业所在也不能太过分，往往回家后容易爆发，无法自控。

靶症状是愤怒爆发。象征物是一团气。承载物是大牛皮纸箱。

初始移动顺利。最远距离为 37 米，超距移动至感觉不在、心里也没有的空境。空境体验 1 ～ 3 分钟。

靶症状影响度前测 7 分，后测 0.5 分；1 周随访 4 分；1 个月随访 0.5 分。

案例 7：压抑性愤怒·白色塑料袋（王颖香）

来访者女性，40 岁左右，医务工作者。在疫情初期奋不顾身冲向第一线，但事后在某些事上自我感觉受到了不公平对待，有很多负面情绪，比如愤怒、焦虑等。

靶症状是愤怒（头部缺氧）。象征物是白色塑料袋。承载物是黑色塑料袋。

初始移动顺利。无最佳距离。最远距离 800 米，超距移动至感觉不在、心里也没有的空境。空境体验不到 1 分钟。

靶症状影响度前测 8 分，后测 0 分。

案例 8：委屈型愤怒·网（吴坤武）

来访者女性，27 岁，心理咨询机构从业者。因刚买 2 天的新手机被偷而感到愤怒和委屈。

靶症状是愤怒（头闷）。象征物是网。承载物是木箱子。

初始移动顺利。最远距离 50 米，超距移动至感觉不在、心里也没有空境。空境体验 1～3 分钟。

靶症状影响度前测 8 分，后测 3 分；1 周随访 1 分。

案例 9：愤怒导致头蒙·八条小蚯蚓（周文）

来访者女性，50 岁左右，对孩子老玩游戏感到愤怒，且因睡得晚有点失眠。

靶症状是愤怒（头顶蒙）。象征物是八条小蚯蚓。承载物是农夫山泉矿泉水瓶。

初始移动顺利。最远距离 5 米，超距移动至 1000 米感觉不在、心里也没有的空境。

靶症状影响度前测 6 分，后测 2 分；1 周随访 0 分。

案例 *10*：压力型愤怒·大石头（张平）

来访者女性，四十多岁，面点师，最近压力太大，导致愤怒情绪在体内翻腾，身体也疼痛不已，希望有个办法缓解一下。

靶症状是愤怒（压着后背）。象征物是大石头。承载物是大卡车。

初始移动顺利。最远距离 500 公里，超距移动至感觉不在、心里也没有的空境。空境体验 2 分钟。

靶症状影响度前测 8.5 分，后测 2 分。（自我移空）

恐惧专题

案例 *1*：恐惧面部抽搐·黑污泥（李涵凝）

来访者女性，五十多岁，教师。希望处理脸部的抽搐，自觉有情绪堵着，同时觉得不能处理自己的问题很尴尬。

靶症状是恐惧。象征物是掺杂墙皮、棉花、布等污物的黑污泥。承载物是金壶。

初始移动顺利。2000 米处为最远距离，超距移动至 10 万米的空境。空境体验 1 分钟以上。

靶症状影响度前测 8 分，后测 0 分。

案例 *2*：不敢入睡·超大蚊子（梁翀）

来访者是咨询师的女儿，因为前一天梦到了一只超大蚊子，被叮到肩膀，非常恐惧，今天躺下近一个小时仍然不敢入睡。

靶症状是不敢入睡的感受。象征物是超大蚊子。承载物是大浴缸加一金属盖。

初始移动顺利。300 米处为最远距离，超距移动至看不见、心里也没有的空境。空境体验不到 1 分钟。

靶症状影响度前测 8 分，后测 0 分；1 周随访 0 分。

案例 *3*：恐惧导致冷感·一个注视着自己的风铃娃娃（周霞）

来访者女性，二十多岁。主诉感觉与自然界隔了一层东西，感受不到情绪，像行尸走肉。无法接受奶奶因疫情去世的现实。

靶症状是恐惧导致冷的感觉。象征物是一个注视着自己的风铃娃娃。承载物是橙黄色透明塑料盒子。

初始移动顺利。无最远距离。超距移动至感觉不在、心里也没有的空境。空境体验 1 ～ 3 分钟。

靶症状影响度前测 7 分，后测 0 分；1 周随访 0 分。

案例 *4*：死亡恐惧·倒放的锅盖（卢静）

来访者女性，五十多岁，医务人员，感染过"非典"，希望接纳自己的经历。不再被强烈情绪所困扰，本次处理对死亡的恐惧感。

靶症状是恐惧。象征物是中间类似倒放的锅盖，中间有坑口。承载物是一个漂亮的绸缎布袋。

初始移动顺利。超距移动至感觉不在、心里没有的空境。空境体验 1 ～ 3 分钟。

靶症状影响度前测 9.5 分，后测 2 分；1 个月随访 1 分。

案例 5：恐惧导致心脏疼·水泥块和六把飞刀（吕玲）

来访者女性，三十多岁，私企员工。主诉与老板发生争吵后有委屈和恐惧的情绪，恐惧为 9 分。

靶症状是心脏憋气疼。象征物是水泥块和六把飞刀。承载物是纸盒。

初始移动顺利。超距移动至感觉不在、心里没有的空境。空境体验 1 ~ 3 分钟。

靶症状影响度前测 9 分，后测 0 分；两周随访 0 分。

案例 6：怕妖怪·大妖怪（宁秀丽）

来访者女性，四十多岁，干部。近期由于情绪问题身心不舒服，心跳加速、头木、脸发红，内心有极大的恐惧和害怕。

靶症状是害怕。象征物是大妖怪。承载物是有神器的盖子。

初始移动顺利。超距移动至感觉不在、心里没有的空境。空境体验 1 ~ 3 分钟。

靶症状影响度前测 10 分，后测 0 分；两周随访 0 分。

案例 7：恐惧语言攻击·铝制金属撑（王智慧）

来访者女性，三十多岁，技术人员，主诉当生活中突然遭遇他人言语的恶意攻击时，会产生极强烈的恐惧情绪，导致木僵状态。

靶症状是恐惧。象征物是铝制金属撑。承载物是木箱。

初始移动顺利。500 米处为最远距离，超距移动至看不见、感觉不在的空境。空境体验 1 ~ 3 分钟。

靶症状影响度前测 8 分，后测 1.5 分；1 周随访 3 分。

案例 *8*：疫情恐惧·黑色石头（周文）

来访者女性，35 岁。公务员。新冠疫情以来身体一直各种不舒服，头疼、脖子疼较严重。尤其每天早上醒来感到很恐惧，担心自己患了重病，疼和恐惧交织着，恐惧的时候疼痛也随之加重。想解决身体不适导致的无法控制的恐惧。

靶症状是头胀。象征物是一块坚硬、不规则的黑色石头。承载物是一个可以避邪的铜制器皿。

初始移动顺利，超距移动至地球之外，有空境体验。

靶症状影响度前测 10 分，后测 5 分；1 周随访 2 ～ 3 分。

案例 *9*：入睡恐惧·黑洞的照片（龚琳轩）

来访者女性，四十多岁，心理咨询师。主诉负性情绪较多，有生气、担心、焦虑、嫉羡等。入睡时常有恐惧感，入睡后常做噩梦。

靶症状是恐惧。象征物是黑洞的照片。承载物是快递方盒子。

初始移动顺利。2000 米处为最远距离，超距移动至感觉不在、心里没有的空境。空境体验不到 1 分钟。

靶症状影响度前测 9 分，后测 1 分。

案例 *10*：紧张性恐惧·一坨有十几条放射状筋的肉团（陈益）

来访者女性，40 岁左右，教师，在工作中碰到某种情形会很紧张、恐惧。

靶症状是慌。象征物是一坨有十几条放射状筋的肉团。承载物是木箱子。

初始移动顺利。1000 米处为最远距离，超距移动至看不见、感觉不在的空境。空境体验 1 ～ 3 分钟。

靶症状影响度前测 9.5 分，后测 0 分；1 周随访 1 分。

疼痛专题

案例 *1*：鼻子酸疼·柱状的一堆水（张静娇）

来访者女性，四十多岁，职员。主诉因感冒，鼻子总流鼻涕，造成的鼻子感觉酸疼。

靶症状是鼻子酸疼。象征物是柱状的一堆水。承载物是塑料瓶。

初始移动顺利。20 米处为最远距离，超距移动至看不见、感觉不在的空境。空境体验 3 分钟以上。

靶症状影响度前测 8 分，后测 0 分；3 天随访 0 分。

案例 *2*：胳膊痛·小木棍（于阳）

来访者女性，40 岁，在职。主诉胳膊手肘疼痛。

靶症状是胳膊痛。象征物是两根小木棍。承载物是木箱。

初始移动顺利。超距移动至看不见也感觉不在的空境。空境体验不到 1 分钟。

靶症状影响度前测 4 分，后测 0 分；3 天随访 0 分。

案例 *3*：肩胛骨疼痛·鸭蛋（孙英）

来访者男性，48 岁。面对面沟通表示眼眶和后背两侧肩胛骨处有疼痛感，其中后背肩胛处疼痛感强烈。

靶症状是肩胛骨疼痛。象征物是两个鸭蛋。承载物是罐子。

初始移动顺利。50 米处为最远距离，超距移动至感觉不在、心里也没有的空境。空境体验 3 分钟以上。

靶症状影响度前测 8 分，后测 1 分；两天随访 0 分。

案例 4：痛经·攥拳头的手（梁阳）

来访者女性，31 岁，博士，技术人员，未婚。10 岁时父亲因病去世。疫情期间体重下降，痛经多年，经期吃止痛药。

靶症状是痛经。象征物是攥拳头的手。承载物是牛皮纸盒。

初始移动顺利。超距移动至感觉不在、心里也没有的空境。空境体验 1~3 分钟。

靶症状影响度前测 10 分，后测 0 分；两周随访时为经期，影响度 1.5 分。

案例 5：腮疼·细铁丝（冯振秋）

来访者女性，36 岁。主诉牙齿正畸期间，牙套磨得腮疼，闹心。

靶症状是腮疼。象征物是细铁丝。承载物是小铁盒。

初始移动顺利。18 米为最远距离，超距移动至感觉不在、心里也没有的空境。空境体验 1～3 分钟。

靶症状影响度前测 7 分，后测 2 分。

案例 6：左胸疼痛·白玉器片（彭歆）

来访者女性，四十多岁，职员。主诉左边胸部疼痛，有结节，需要做手术。

靶症状是左边胸部疼痛。象征物是白玉器片。承载物是首饰盒。

初始移动顺利。2000 米处为最远距离，超距移动至感觉不在、心里也没有的空境。空境体验 1～3 分钟。

靶症状影响度前测 8 分，后测 2.5 分；3 天随访 2 分。

案例 7：后背疼・大包袱（杨艳）

来访者女性，71 岁，在职。主诉后背酸痛，尤其右侧，早上尤为明显。

靶症状是后背疼。象征物是装有旧毛衣的大包袱。承载物是手推车。

初始移动顺利。800 米处为最远距离，超距移动至看不见、感觉不在的空境。空境体验 3 分钟以上。

靶症状影响度前测 9 分，后测 3 分；1 周随访 2 分。

案例 8：左肩疼・石头山（曲明）

来访者女性，三十多岁。经历肺癌手术，近期左肩疼痛。

靶症状是左肩疼。象征物是石头山。承载物是拖车。

初始移动顺利。100 米处为最远距离，超距移动至看不见、感觉不在的空境。空境体验 1～3 分钟。

靶症状影响度前测 8.5 分，后测 1 分；1 周随访 2 分。

案例 9：头胀痛・椭圆形石头（梁翀）

来访者女性，36 岁，医护教育工作者。主诉结束三年多的全职主妇准备重新工作，处理生活和工作变化带来的紧张和压力。

靶症状是头部左上方胀痛。象征物是椭圆形石头。承载物是玻璃瓶。

初始移动顺利。超距移动至看不见、感觉不在的空境。空境体验 1～3 分钟。

靶症状影响度前测 8 分，后测 0 分；1 周随访 0 分。

案例 *10*：后背疼·缠绕在一起的线条（尚旻）

来访者女性，四十多岁，博士，无业。主诉身体多处不适感，后背、右肋下不适感影响度较大。

靶症状是后背疼。象征物是一团缠绕在一起的线条。承载物是橡胶软袋。

初始移动顺利。60米处为最远距离，超距移动至感觉不在、心里没有的空境。空境体验不到1分钟。

靶症状影响度前测8分，后测3分；4天随访0分。

胸部不适专题

案例 *1*：胸口憋闷感·烂棉花（陈敏）

来访者女性，三十多岁，心理教师，工作中被来访者杀害未遂，虽然做了多次危机干预1个月了，仍然紧张恐惧，无法放松，身心疲惫无助。

靶症状是胸口憋闷感。象征物是烂棉花。承载物是塑料编织的麻袋。

初始移动顺利。100米处为最远距离，超距移动至感觉不在、心里也没有的空境。空境体验3分钟以上。

靶症状影响度前测9分，后测1分；1周随访1分。

案例 *2*：胸口发麻·毛细血管网（梁翀）

来访者男性，24岁，辞职在家养病。半年多来一直怀疑自己生病，反复去医院做检查，常常感觉胸口发麻，然后就会口干、脸热、喘不动气、惊恐眩晕。

靶症状是胸口发麻。象征物是毛细血管编织成的网。承载物是木箱。

初始移动顺利。35米处为最远距离，超距移动至感觉不在、心里也没有的空境。空境体验1～3分钟。

靶症状影响度前测10分，后测0分；1周随访5分。

案例 *3*：胸闷·灰色烟柱（刘天君）

来访者女性，心理工作者。高中有抑郁焦虑情绪，疫情期间从事热线接线员工作，感到焦虑、愤怒、恐惧及迷茫绝望。

靶症状是胸闷（抑郁的感受）。象征物是灰色烟柱（从心窝到喉咙）。承载物是厚锡纸盒子。

初始移动顺利。超距移动至感觉不在、心里也没有的空境。空境体验1～3分钟。

靶症状影响度前测8分，后测1分；2周随访2分。

案例 *4*：左胸堵·大石头（卢静）

来访者女性，三十多岁，在职。有过抑郁和焦虑经历，言语流露有创伤，但不愿意说，本次处理左胸堵。

靶症状是左胸堵。象征物是大石头。承载物是椭圆形木箱子。

初始移动顺利。超距移动至感觉不在、心里也没有的空境。空境体验不到1分钟。

靶症状影响度前测8分，后测4分；1周随访4分；5周随访2分。

案例 *5*：胸口堵·墙（任凡利）

来访者女性，三十多岁，自由职业，离婚两年。主诉走进婚姻，背上了沉重的债务，委屈，胸口一直堵着很闷。

靶症状是胸口堵。象征物是一堵墙。承载物是越野车。

初始移动顺利。550米处为最远距离，超距移动至看不见、感觉不在的空境。空境体验不到1分钟。

靶症状影响度前测8分，后测2分。

案例 6：胸口闷·石头（宋晶）

来访者女性，四十多岁，销售主管。由于女儿需要集中隔离，恐惧担心害怕，胸口好像压块大石头，堵得喘不上气来。

靶症状是胸口闷，喘不上气。象征物是石头。承载物是铁箱子。

初始移动顺利。8米处为最佳距离。10米处为最远距离，超距移动至感觉不在、心里也没有的空境，空境体验3分钟以上。

靶症状影响度前测9分，后测1分；1周随访0分。

案例 7：胸口堵·棉絮（苏彦）

来访者女性，42岁。主诉最近比较累，感觉胸口窝着什么，喘不上来气。

靶症状是胸口堵。象征物是棉絮。承载物是乐扣盒。

初始移动顺利。100米处为最远距离，超距移动至感觉不在、心里也没有的空境。空境体验1～3分钟。

靶症状影响度前测7分，后测0分；1周随访+0.5分。

案例 8：胸部堵·水泥柱（周文）

来访者女性，四十多岁，心理咨询师。心口窝部位堵，上下都堵，气上不来下不去，只能从边上绕过去。

靶症状是胸部堵。象征物是一个圆柱形水泥柱。承载物是钢筋箱子。

初始移动顺利。超距移动至感觉不在、心里也没有的空境。空境体验 1 ～ 3 分钟。

靶症状影响度前测 8.9 分，后测 0 分；1 周随访 0 分。

案例 9：胸口重压感·大石头（周霞）

来访者女性，护士长。经历疫情后出现恐惧，容易生气，曾有跳楼想法。现在腿僵，心里像压了一块大石头喘不过气来。

靶症状是胸口重压感。象征物是大石头。承载物是塑料行李箱。

初始移动顺利。170 米处为最远距离，超距移动至感觉不在、心里也没有的空境。空境体验 1 ～ 3 分钟。

靶症状影响度前测 6 分，后测 0 分；3 周随访 0 分。

案例 10：胸口堵·棉花团（张铭欣）

来访者女性，39 岁，国企中层干部。因焦虑情绪导致胸口堵。

靶症状是胸口堵。象征物是不规则圆形的棉花团。承载物是塑料整理箱。

初始移动顺利。300 米处为最远距离，超距移动至感觉不在、心里也没有的空境。空境体验 1 ～ 3 分钟。

靶症状影响度前测 6 分，后测 0 分；3 周随访 0 分。

后记

时值深冬，2022 年已临近尾声，第一本《移空技术案例报告集》即将完稿。

提笔写后记，梳理这本案例报告集的始末，才发觉时光已过去三年。就如同种植一棵果树，这本案例报告集也经历了从萌芽到生长，从生长到沉淀，直到结出果实的过程。

2019 年 10 月，移空技术创始人刘天君老师带领团队开始筹备移空技术真实世界研究的科研工作，尤记得当时刘老师说这项研究至少要做 10 年以上乃至更久。2020 年初，正式启动了"移空技术疗效与安全性的真实世界研究"项目，同期建立了移空技术案例库。科研团队精心设计了第一版移空技术案例报告统一模板，其中就包括本书采用的简述式、叙述式、叙述加关键对话式、逐字稿式四种形式的案例报告，并计划条件成熟将出版移空技术案例报告集。同年，新冠疫情暴发，刘天君教授组织各地移空咨询师运用简化移空技术进行新冠疫情公益心理咨询，收集了第一批移空案例报告。2020 年 5 月，移空技术研究院与中科院心理所合作开展国家应急攻关项目"新冠疫情创伤疗愈本土化心身支持公益项目"，本案例集不少案例报告来自此项目。

2020 年 6 月移空技术研究院成立，移空技术的进一步发展对案例库的建设和案例报告的收集起到了很大的推动作用，出版案例集也提上了议事日程；2021 年底成立移空技术案例集工作小组，启动编写案例集工作。工作组一方面筹划案例集的出版，一方面遴选案例报告，除了从移空技术案例库选编案例报告，也通过多种方式鼓励咨询师提交案例报告；2022 年案例集的编审工作进入更加细致的阶段，从目录编排、案例审核、内容修改、文字校对到最后定稿，工作组的老师们分工协作、有序进行。这项工作的实施也保持着移空技术研究院一贯秉持的不急不停、踏实前行的风格，一步一个脚印，一个一个案例的收集整理，虽然也遇到一些困难，但总体进展比较顺利，算是水到渠成。可以说第一本案例报告集从筹备到出版的这三年，也见证了移空技术的发展过程。

移空技术是一项以中华传统文化心理学思想为内核的心身治疗技术，应用范围广，包容性强。编入本书的案例尽量考虑到多样性、丰富性，有移空咨询师的案例，也有其他流派咨询师做的移空案例；有收费的案例，也有公益咨询的案例；有正式咨访关系的来访者，也有给家人或亲朋好友做的案例；有资深移空咨询师，也有新手咨询师。编辑案例报告集的过程中，很多人付出了很多的心血，尤其要感谢提供案例的咨询师们。

这是我们第一次编写移空技术案例报告集，经验显然不够，在编纂此书时还有许多不足之处，希望读者谅解，我们会在今后的工作中不断改进。这是出版的第一本移空技术案例报告集，后续还将陆续出版，欢迎移空咨询师和喜爱移空技术的同仁、爱好者积极投稿。

《移空技术案例报告集》筹备出版的这三年，时逢新冠疫情，新冠疫情给人类的身心都带来了一定程度的影响。中国传统文化和中医有许多调适身心的方法和技巧，移空技术就是一项发掘传统文化中独具特色的处理心身问题的心理治疗方法，体现了中国智慧。在我们每个人的内心，都有一个可以疗愈各种心理障碍、放下各种心理问题的心理空间，是每位来访者自己都可以利用的无尽资源。我们希望发掘和发扬传统文化的宝藏和精华，希望移空技术的推广和应用能为更多的人解除痛苦，获得心身安宁，这是我们推广移空技术、出版案例集的初衷和自始至终的愿望。

周文

2022 年 12 月 18 日